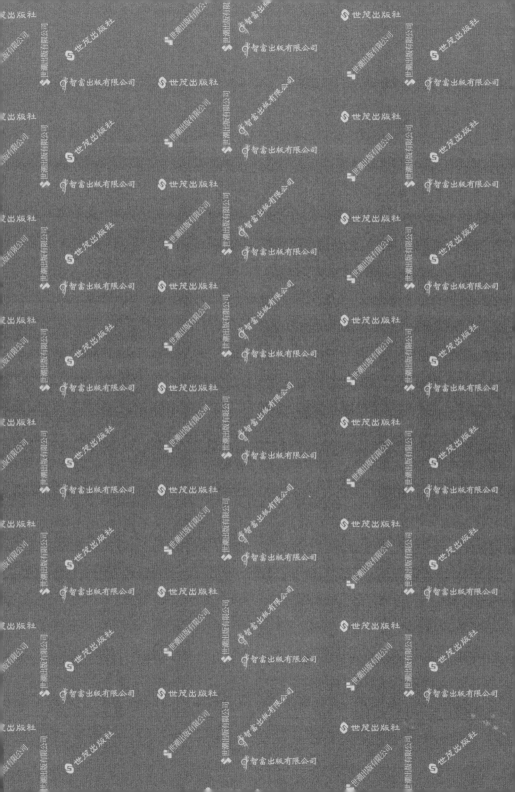

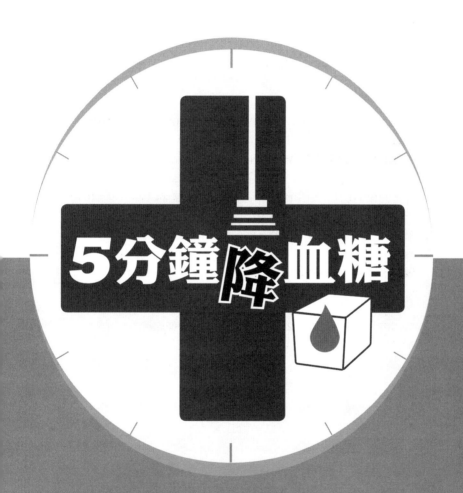

5分鐘降血糖

[李良石◎著]

Part ❶

5分鐘飲食降血糖法 ·············009

（一）降血糖的食物·············010

＊粟米010／＊陳粟米010／＊蕎麥011／＊黍米011／＊陳倉米011／
＊豇豆012／＊扁豆012／＊綠豆012／＊豆腐013／＊苦瓜013／
＊甜瓜013／＊梨014／＊橘子014／＊柑014／＊荔枝015／
＊李子015／＊獼猴桃015／＊桃子016／＊甜石榴016／
＊野冬青果016／＊黃瓜017／＊蘿蔔017／＊菠菜017／＊韭菜018／
＊藕018／＊茶葉018／＊乳酪019／＊酥油019／＊蜂乳019／
＊豬肉020／＊豬髓020／＊豬肚020／＊豬胰021／＊鹿肉021／
＊鵝肉021／＊兔肉022／＊蚌肉022／＊鱔魚022／＊驢乳023／
＊驢頭肉023／＊泥鰍023

（二）科學飲食理念降血糖法·············024

＊喝水024／＊控制飲食025／＊補充鋅026／＊補充鈣028／
＊補充鎂030／＊補充鉻032

Part ❷

5分鐘食譜降血糖法‧‧‧‧‧‧‧‧‧‧‧‧‧‧‧‧‧‧‧‧‧‧035

（一）降血糖主食‧‧‧‧‧‧‧‧‧‧‧‧‧‧‧‧‧‧‧‧‧036

＊大麥紅豆粥036／＊高粱紅豆飯036／＊玉米渣粥037／
＊蔥油餅037／＊玉米麵窩頭038／＊中筋麵粉饅頭038／
＊貼餅子039／＊蜂糕039／＊紫衣水餃040／＊豬肉白菜餃子041／
＊豬肉韭菜包子042／＊羊肉白菜餡餅042／＊牛肉麵043／
＊寬心素麵044／＊海蕎肉麵045／＊蕎麥雞絲湯麵046／
＊雞蛋蕎麥湯麵047

（二）低熱量降血糖食譜‧‧‧‧‧‧‧‧‧‧‧‧‧‧‧‧048

＊筍尖爛白菜048／＊蝦皮炒青菜049／＊奶油白菜049／
＊涼拌豇豆050／＊豆芽拌油菜050

（三）中等熱量降血糖食譜‧‧‧‧‧‧‧‧‧‧‧‧‧051

＊炒豆腐腦051／＊豆干素炒青菜052／＊筍尖爛豆腐052／
＊油菜燴豆腐泡053／＊肉末豆腐053／＊冬菇燒麵筋054／
＊木樨豆腐054／＊番茄豆腐055／＊肉絲炒豆芽055／
＊清蒸豆腐056／＊蒜苗炒豆腐056／＊砂鍋豆腐057／
＊肉片炒豆角058／＊肉丁炒豌豆058／＊牛肉絲炒青菜059／
＊牛肉炒黃瓜060

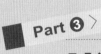

Part ❸

5分鐘藥膳降血糖法⋯⋯⋯⋯⋯⋯⋯061

（一）常用降血糖藥膳 ⋯⋯⋯⋯⋯⋯⋯062
＊麥麩餅062／＊炒米麵粉062／＊蘿蔔粥063／＊山藥薏仁粥063／
＊南瓜糊063／＊僵蠶末064／＊扁豆木耳末064／＊洋蔥豬肉064／
＊豬胰山藥餐065／＊海蚌羹065／＊綠茶鯽魚065／＊二冬湯066／
＊瓜皮湯066／＊蔥頭湯067／＊蘿菜玉米鬚湯067／＊芸豆湯067／
＊紅豆冬瓜湯068／＊香菇豆腐煲068／＊菠菜銀耳湯069／
＊菠菜內金湯069／＊葫蘆湯069／＊豇豆湯070／
＊豬肉玉米鬚湯070／＊豬胰玉米鬚湯070／＊茯苓豬骨湯071／
＊苦瓜蚌肉湯071／＊兔肉湯072／＊兔燉山藥湯072／
＊枸杞兔肉湯072

（二）肥胖型糖尿病降血糖藥膳 ⋯⋯⋯⋯⋯ 073
＊茯苓餅073／＊蕎麥餅074／＊薏仁紅豆粥074／＊胡蘿蔔粥074／
＊冬瓜粥075／＊山藥扁豆粥075／＊眉豆煲飯075／＊拌三皮076／
＊腐竹莧菜076／＊萵苣鮮吃077／＊茯苓豆腐077／＊竹筍湯078／
＊冬瓜番茄湯078／＊豆芽豆腐湯079／＊蘿蔔海帶湯079／
＊雞絲冬瓜湯080／＊鯉魚湯080

（三）糖尿病性高血壓降血糖藥膳⋯⋯⋯⋯⋯081
＊豆漿粥081／＊山楂粥082／＊車前玉米粥082／＊醋泡花生米083／
＊五味子花生083／＊芹菜苦瓜湯084／＊海蜇荸薺湯084／
＊雙耳湯084

（四）糖尿病性腦血管疾病降血糖藥膳‧‧‧‧‧‧‧‧‧‧‧‧‧‧085

＊栗子桂圓粥085／＊竹瀝粥086／＊人參薤白粥086／
＊枸杞羊腎粥087／＊黃芪桂枝粥087／＊荊介葛粉麵088／
＊黃芪豬肉羹088／＊芪蛇湯089／＊桃仁龍花餅089／
＊黑豆蚯蚓湯090／＊海蜇馬蹄湯090／＊獨活烏豆湯090

（五）糖尿病皮膚搔癢症降血糖藥膳‧‧‧‧‧‧‧‧‧‧‧‧‧‧091

＊纓莧薏仁粥091／＊槐花粥092／＊薄荷綠豆藕092／
＊芹菜豆腐093／＊甲魚黑豆煲093／＊紅棗髮菜燉鴿093／
＊三黑湯094／＊桑果湯094／＊金針蚌肉湯094／＊海帶排骨湯095／
＊冬瓜菊芐湯095／＊泥鰍湯095／＊豬胰荔枝湯096

Part ❹

5分鐘藥酒降血糖法‧‧‧‧‧‧‧‧‧‧‧‧‧‧‧‧‧‧097

＊草莓酒098／＊鳳眼草酒098／＊脂棗酒099／＊洋蔥酒099／
＊枸杞酒100／＊菟絲子酒100／＊二參酒101／＊雙地雙冬酒101／
＊石斛參地酒102／＊雪梨酒102／＊二地菊花酒103／
＊芝麻核桃酒103／＊桑白皮酒104

Part ⑤

5分鐘藥茶降血糖法……………105

＊天花粉茶106／＊田螺茶106／＊柿葉茶106／＊皋蘆葉茶107／

＊竹梅茶107／＊生地石膏茶107／＊百解茶108／＊石斛108／

＊白參茶108／＊參冬茶109／＊蠶繭茶109／＊烏梅茶109／

＊枸杞五味子茶110／＊薑鹽茶110／＊糯稻稈茶110／

＊生津降血糖茶111／＊苦瓜茶飲111／＊冬瓜飲112／

＊竹茹烏梅飲112／＊豌豆苗飲112／＊瓜皮紅豆飲113／

＊桃樹膠飲113／＊雙青茶113／＊五汁飲114／＊山楂荷葉茶114／

＊葫蘆茶114／＊二根飲115／＊石榴葉茶115／＊菝葜葉茶115／

＊十五味降血糖茶116／＊桑白皮茶116／＊雙根茶117／

＊芹菜茶117／＊玉米鬚茶117／＊山楂槐花茶118／＊山藥茶118／

＊山萸茶118／＊菟絲子茶119／＊消渴飲119／＊山藥黃連飲119／

＊參杞飲120／＊枇杷根茶120／＊橘皮茶120／＊苦菊鮮芹飲121／

＊蘿蔔茶121／＊橄欖蘿蔔茶121／＊冬花紫菀茶122／

＊南瓜藤茶122／＊槐花枸杞茶122／＊枸麥茶123／

＊菊槐決明茶123／＊菊楂決明飲123

Part ⑥

5分鐘運動降血糖法……………………125

＊健走126／＊慢跑127／＊氣功128／＊游泳130／＊體操131／

＊牽拉132／＊騎自行車134／＊室內運動134

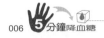

Part ❼ >

5分鐘西藥降血糖法‧‧‧‧‧‧‧‧‧‧135

（一）口服降血糖藥‧‧‧‧‧‧‧‧‧‧‧‧136

＊胰島素促泌劑136／＊胰島素增敏劑138／
＊α–葡萄糖苷酶抑制劑140／＊口服降血糖藥的聯合用法140

（二）胰島素‧‧‧‧‧‧‧‧‧‧‧‧‧‧‧‧145

＊胰島素的劑型145／＊胰島素的給藥途徑146／
＊自我注射胰島素的正確步驟147／＊注射胰島素的最佳時間149／
＊各種胰島素的使用方法149／
＊胰島素與口服降血糖藥的聯合用法151／
＊妥善處理胰島素不良反應152／＊外食場合的胰島素用法154／
＊胰島素定型維持法155／＊強化胰島素降血糖法157

Part ❽ >

5分鐘中藥降血糖法‧‧‧‧‧‧‧‧‧‧159

＊玉米鬚160／＊薏仁160／＊桑葉162／＊桑枝163／＊桑葚163／
＊桑白皮164／＊冬葵子164／＊車前子165／＊地骨皮165／
＊葛根166／＊紫草167／＊蒼朮167／＊知母168／＊天花粉169／
＊黃連170／＊黃柏171／＊鬼箭羽172／＊翻白草172／
＊威靈仙173／＊牛蒡子173／＊月見草173／＊桔梗174／
＊昆布174／＊西洋參174／＊桃膠175／＊白僵蠶175／
＊石榴皮176／＊山茱萸176／＊五倍子177／＊水芹177／
＊大麥芽178／＊仙鶴草178／＊仙人掌178／＊雞內金179／
＊長春花179

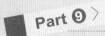

Part ❾ 〉

5分鐘保健娛樂降血糖法 ·················181

＊梳頭182／＊足浴183／＊手療184／＊刮痧186／＊按摩188／
＊拔罐189／＊音樂190

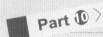

Part ❿ 〉

5分鐘心理降血糖法 ·················193

＊克服不良情緒194／＊靜心安神195／＊避免應激反應196／
＊平衡心態197

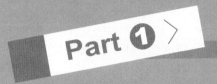

Part ① 〉

5分鐘
飲食降血糖法

國際糖尿病權威Joslin在所著的《糖尿病健康手冊》中，
將飲食、胰島素和運動歸結為治療糖尿病的「三駕馬車」。
但要如何才能掌握駕馭日常飲食這套馬車的技巧呢？
吃哪些食物可以降血糖呢？5分鐘便可分曉……

（一）降血糖的食物

在防治糖尿病的長期經驗中，人們逐漸發現許多食物具有降血糖的作用，其中有些食物已得到現代醫學證實。糖尿病患者在選擇膳食時，可以根據自己的具體病情及各種食物的不同特點，合理選用，既能享用品味，又有利於降血糖，促進糖尿病康復。

■■■ 粟米（小米）

性味歸經：味甘、鹹，性涼。歸腎、脾、胃經。

用法：煎服或煮粥。

功效：和中益胃、除熱解毒。用於脾胃虛熱、反胃嘔吐、泄瀉的糖尿病。

■■■ 陳粟米

性味歸經：味苦，性寒。歸脾、胃、大腸經。

用法：煮粥常服。

功效：除煩、止渴、利尿、止痢。適用於胃中煩熱、水腫的糖尿病。

■■■ 蕎麥

性味歸經：味甘，性寒。歸脾、胃、大腸經。

用法：磨粉作成餅、麵條、煮粥或沖劑等，可當作糖尿病
患者的主食。

功效：清熱祛濕、下氣寬腸。適用於各期糖尿病。

■■■ 黍米（黃米）

性味歸經：味甘，性平。歸脾、胃、大腸、肺經。

用法：煮粥或淘取泔汁服用。

功效：補中益氣、健脾益肺、除熱癒瘡。適用於脾胃虛弱
兼肺虛咳嗽、泄瀉的糖尿病。

■■■ 陳倉米（陳粳米）

性味歸經：味甘、淡，性平。歸脾、胃、大腸經。

用法：煮粥常服。

功效：養胃滲濕、除煩。用於脾胃虛弱、泄瀉的糖尿病。

■■■ 豇豆

性味歸經：味甘，性平。歸脾、胃、腎經。

用法：煎湯，飲湯食豆。

功效：健脾補腎。適用於脾胃虛弱、白濁、小便頻數的糖
尿病。

■■■ 扁豆

性味歸經：味甘，性平。歸脾、胃、大腸經。

用法：煎湯，飲湯食豆，隨意食用。

功效：健脾和中、消暑化濕。適用於暑熱吐瀉、脾虛嘔逆
的糖尿病。

■■■ 綠豆

性味歸經：味甘，性涼。歸心、胃經。

用法：煎湯或配製成各種藥膳食用。

功效：清熱解毒、消暑、利尿。適用於暑熱、水腫、瀉痢
的糖尿病。

■■■ 豆腐

性味歸經：味甘，性涼。歸脾、胃經。

用法：生食或燉服。

功效：益氣和中、生津潤燥、清熱毒。適用於上消型（以口渴、多飲為主症狀，屬中醫實熱證）、中消型（以易飢餓、多食為主症狀，可能合併便祕、煩熱等，屬實熱證）糖尿病。

■■■ 苦瓜

性味歸經：味苦，性寒。歸心、脾、腎經。

用法：煮湯、炒菜或配製成藥膳食用。

功效：清暑解熱、明目、解毒。科學試驗證實能明顯降低血糖。適用於熱病及上消型、中消型糖尿病。

■■■ 甜瓜（香瓜）

性味歸經：味甘，性寒。歸心、胃經。

用法：鮮食。

功效：清暑熱、解煩渴、利尿。適用於暑熱津傷及上消型糖尿病。

■■■ 梨

性味歸經：味甘、微酸，性涼。歸肺、胃經。

用法：鮮食、製成膏或絞汁食用。

功效：生津止渴、潤肺去燥、清熱化痰、養血生肌、解酒
毒。適用於上消型、中消型糖尿病，併發肺結核者
尤為適宜。

■■■ 橘子

性味歸經：味甘、酸，性涼。入肺、胃經。

用法：鮮食、絞汁或製成各種藥膳食用。

功效：開胃理氣、止渴、潤肺。適用於胸膈結氣、呃逆的
糖尿病。

■■■ 柑

性味歸經：味甘、酸，性涼。歸脾、胃、腎經。

用法：鮮用或絞汁食用。

功效：生津止渴、醒酒、利尿。適用於中消型糖尿病，脾
胃虛寒患者不可多食。

■■■ 荔枝

性味歸經：味甘、酸，性溫。歸心、肝、胃、肺經。

用法：煎湯內服、鮮食或製成藥膳食用。

功效：生津止渴、補血止血、理氣止痛。適用於各型的糖尿病。

■■■ 李子

性味歸經：味甘、酸，性平。歸肝、腎經。

用法：鮮食或製成各種藥膳食用。

功效：清肝滌熱、生津、利尿。用於虛勞有熱型糖尿病。

■■■ 獼猴桃（奇異果）

性味歸經：味甘、酸，性寒。歸肝、膽、胃、肺經。

用法：內服煎湯、鮮食或榨汁服用。

功效：調中理氣、生津潤燥、解熱除煩、通淋。適用於脘腹脹滿、煩熱型糖尿病，兼有黃疸者尤為適宜。

■■■ 桃子

性味歸經：味甘、酸，性溫。歸脾、胃、大腸經。

用法：鮮用或絞汁服用。

功效：生津、潤腸、活血、消積。適用於上消型、中消型糖尿病，傷津口渴、腸燥便祕明顯者尤為適宜。

■■■ 甜石榴

性味歸經：味甘、酸、澀，性溫。歸肺、大腸經。

用法：生食或絞汁服用。

功效：生津止渴、殺蟲。適用於咽燥口渴明顯的糖尿病兼有蟲積的患者。

野冬青果

性味歸經：味澀，性溫。歸肺經。

用法：煎湯內服。

功效：止咳、平喘。現代藥理研究證實具有降血糖及雌激素樣的作用。適用於各型的糖尿病。

■■■ 黃瓜

性味歸經：味甘，性涼。歸肝、肺經。

用法：熟食、鮮食或製成各種藥膳食用。

功效：清熱、利水、解毒。適用於上消型糖尿病，兼有火眼、咽喉腫痛者尤為適宜。

■■■ 蘿蔔（菜頭、萊菔）

性味歸經：味辛、甘，性溫。歸肺、胃經。

用法：鮮食或煮湯內服。

功效：消積滯、化痰熱、下氣、寬中、解毒。適用於食積脹滿型糖尿病。

■■■ 菠菜

性味歸經：味甘，性涼。歸肺、胃經。

用法：煮食、研末服用，或製成藥膳食用。

功效：潤燥清熱、下氣調中、調血。適用於胸膈悶滿、脘腹痞塞型糖尿病。（菠菜含草酸較多，與富含鈣的食物共煮易形成草酸鈣，不利腸胃吸收，烹調時應注意。）

■■■ 韭菜

性味歸經：味辛，性溫。入肝、胃、腎經。

用法：鮮食或煮食，或製成藥膳食用。

功效：理中行氣、散血解毒。適用於糖尿病、高血脂症、
冠心病等患者。

■■■ 藕

性味歸經：味甘，性寒。歸心、脾、胃經。

用法：生食或煮湯，飲湯吃藕。

功效：生食能清熱解渴、涼血止血、散瘀醒酒；熟食則健
脾養胃、滋陰補血、生肌止瀉。適用於上消型、中
消型糖尿病，兼有吐血、衄血及熱淋者尤為適宜。

■■■ 茶葉

性味歸經：味苦、甘，性涼。歸心、肺、胃經。

用法：涼開水泡服。

功效：止渴、消食、減肥、利尿、提神、清熱。適用於各
型的糖尿病。

■■■ 乳酪

性味歸經：味甘、酸，性平。歸肺、胃、心、腎經。
用法：溶化沖服。
功效：補肺、潤腸、養陰、止渴。適用於虛勞型糖尿病、
　　　　便祕等。

■■■ 酥油

性味歸經：味甘，性微寒。歸胃、心、肺、腎經。
用法：溶化沖服。
功效：補五臟、益氣血、止渴、潤燥。適用於陰虛燥熱型
　　　　糖尿病。中虛濕盛者忌食。

■■■ 蜂乳

性味歸經：味甘，性平。歸脾、肺、腎經。
用法：溶化沖服。
功效：滋補強壯、益肝健脾。適用於年老體弱的糖尿病、
　　　　高血壓等。

■■■ 豬肉

性味歸經：味甘、鹹，性平。歸脾、胃、腎經。

用法：煮湯飲用，或製成藥膳食用。

功效：補腎養血、滋陰潤燥。適用於溫熱病後、津液大傷及下消型糖尿病。

■■■ 豬髓

性味歸經：味甘，性寒。歸腎、心經。

用法：煎湯、煮食或熬膠，或製成藥膳。

功效：益陰血、補骨髓。適用於骨蒸勞熱型糖尿病。

■■■ 豬肚

性味歸經：味甘，性溫。歸脾、胃經。

用法：煮食，或者製成藥膳。

功效：補虛損、健脾胃。適用於虛勞羸瘦、泄瀉及下消型糖尿病（以多尿、頭昏耳鳴、腰酸背痛為主症狀）。

■■■ 豬胰

性味歸經：味甘，性平。歸脾、肺經。

用法：煮食或研碎沖服。

功效：補脾益肺、潤燥。適用於脾胃虛熱型糖尿病。

■■■ 鹿肉

性味歸經：味甘，性平。歸肝、腎經。

用法：煮食或熬膠，或製成藥膳。

功效：補氣益精。適用於氣陰兩虛型糖尿病。

■■■ 鵝肉

性味歸經：味甘，性平。歸胃經。

用法：煮食，或配成藥膳食用。

功效：止渴、益氣、解毒。適用於脾胃虛弱型糖尿病（宜
選擇白鵝）。

■■■ 兔肉

性味歸經：味甘，性涼。歸肝、大腸經。

用法：煎湯、煮食或製成藥膳食用。

功效：補中益氣、涼血解毒。適用於脾胃虛弱型糖尿病。

■■■ 蚌肉

性味歸經：味甘、鹹，性涼。歸肝、腎經。

用法：煮食或製成藥膳食用。

功效：清熱解毒、滋陰。適用於陰虛燥熱型糖尿病。

■■■ 鱔魚

性味歸經：味甘，性溫。歸肝、脾、腎經。

用法：煮食或配成藥膳。

功效：補益健脾、散風通絡。能明顯降低血糖，適用於各型糖尿病。

■■■ 驢乳

性味歸經：味甘，性寒。歸心經。

用法：煮飲。

功效：益氣生津。適用於氣傷津虧型糖尿病。

■■■ 驢頭肉

性味歸經：味甘、酸，性平。歸心經。

用法：煮食。

功效：補血益氣。適用於氣血不足型糖尿病。

■■■ 泥鰍

性味歸經：味甘，性平。歸脾、肺經。

用法：煮食或製成藥膳食用。

功效：滋陰清熱、祛濕解毒。適用於濕熱型糖尿病。

（二）科學飲食理念降血糖法

■■■ 喝水

　　老年人缺水是常見的事，極易受人忽視。老年人器官功能衰退，感覺逐漸遲鈍，對口渴常較不敏感；又因主動飲水不足，而且尿濃縮功能減弱，水排泄必然增多；再加上部分老年人怕半夜起床如廁影響睡眠而不願飲水，這些因素常導致老年人缺水。尤其是老年糖尿病患者可能由於高血糖導致利尿，失水量較一般老年人更多，特別在夏季時，氣溫高導致人體出汗多，就更易缺水。

　　缺水使血容量下降，出現頭昏、記憶力減退等現象；少尿、少汗會減少代謝廢物排泄，遺留在體內，易引發泌尿系統結石、感染，夏季則易中暑。缺水還使消化液分泌不足，引起食欲減退、腹脹、消化不良、便祕等。血液濃縮、血液黏滯性上升，易引起血糖升高或冠心病、腦血栓等疾病發生。

　　老年糖尿病患者在夏天為防止缺水，在補充水分方面應注意以下幾點：

①**未渴先飲**→當人體感覺到口渴時，體內已缺水 5 ％，
　　再加上老年人反應較遲緩，實際上已明顯缺水。所以
　　老年人無論是不是口渴，每天都要飲水1000～1500毫

升;當活動量增加、出汗多、發熱或嘔吐、腹瀉時,
更應額外增補水分。

②**多吃富含水分的食物**→如冬瓜、海帶或蘿蔔熬的湯。
一來有利消化吸收,二來有利生津補液。

③**飲水時機與飲水量**→每天清晨和臨睡前飲水,勞動、
活動後飲水,以及時補充流失的水分;飯前、飯後半
小時內和吃飯過程中都不宜大量喝水。每次的飲水量
控制在250～300毫升,分2～3次飲用,防止一次飲
水過多而增加心臟負擔,並引起稀釋性低鈉血症。

④**多喝白開水**→白開水不含防腐劑、色素、糖等物質,
有較強的生物活性及豐富的礦物質,便於吸收。

■■■ 控制飲食

　　部分糖尿病患者在聽了糖尿病專科醫師或營養師的見
解後,體會到飲食控制的重要性,信誓旦旦地決定要控制
好飲食,但幾天後就無法堅持了,理由是:「實在受不了
這個罪,太餓了!」當遇到這種情況時怎麼辦呢?對此專
家提出3項可行的建議:

①**重新檢視飲食控制計畫是否適宜**→有些人虎頭蛇尾,
是因為一開始恨不得控制飲食隔天就達到減肥和降低
血糖的目的,卻限制太嚴格,反而不能持之以恆,結

果欲速則不達。對原來食量大的糖尿病患者，宜採取逐步限制飲食的方式，患者會較易適應。

②**少量多餐的進食方式→**每餐少吃些，避免對胰島素分泌產生過強的刺激作用；分多次進餐，不到飢餓難忍就已經加餐，以免空腹過久再進食，使胰島素分泌更多。加餐時食用牛奶、雞蛋、蔬菜（如黃瓜、番茄等）或大豆製品等較耐餓的食物更佳。

③**飲食控制計畫若適宜就必須堅持到底→**糖尿病患者攝取過多的食物，這些食物雖然也消化吸收了，但卻無法充分為人體利用，只是產生高血糖，破壞一下身體後就隨著尿液排泄，身體得不到能量，所以會感到飢餓難忍。但只要堅持控制飲食，當身體逐漸適應，也就不覺得那麼飢餓難忍了。

■■■ 補充鋅

鋅是人體不可缺少的一種微量礦物質。正常成人體內含鋅量約為1.5公克，分布於人體的一切器官和血液中，以骨骼、皮膚及眼球中的含量最多。鋅是體內物質代謝中多種酶的組成部分和活化劑，參與核酸和蛋白質的合成作用，並與醣類、維生素A的代謝及胰腺、性腺、腦下垂體、消化系統和皮膚的正常功能均密切相關。

鋅與醣類代謝的關係，在於鋅直接參與胰島素的合成、貯存和釋放，促進胰島素原轉變為胰島素；促進胰島素與其受體結合，並延長胰島素的作用。如果缺乏鋅，會導致胰島素分泌顆粒減少或分泌障礙，增加組織對胰島素作用的抵抗和糖耐量減低。有人對鋅元素進行深入的研究後指出，穩定的第II型糖尿病患者的血清鋅濃度降低，以及所有具有低血（尿）糖的糖尿病患者都出現尿鋅流失增加的現象。另有研究結果表明，第II型糖尿病患者對鋅吸收不良。

　　Scott等人於1938年首先提出鋅和胰島素間的關係，發現糖尿病患者胰腺內的鋅比正常人的少5％～25％，後來組織化學技術證實了相同的結果。由於胰島素分泌時會消耗鋅，鋅能使胰島素的作用延長，因此有專家認為，在糖尿病患者中，鋅缺乏與動脈硬化和骨病變發生有一定關係，補充鋅後則症狀及病理變化均好轉，但鋅在糖尿病中的代謝變化機制尚不清楚。此外，尿鋅流失與平均血清葡萄糖濃度相關，顯示缺鋅可能降低第II型糖尿病患者的胰島素敏感性。1987年國外學者證實，血清鋅濃度與糖尿病患者糖化血色素呈負相關，猶如鋅與血清三酸甘油脂之間呈負相關一樣。

■■■ 補充鈣

　　鈣是人體不可缺少的一種巨量礦物質。正常成人體內約含鈣1200公克，其中99％的鈣以氫氧基磷灰石的形式構成骨鹽而存在於骨骼和牙齒中，是構成人體骨骼和牙齒的主要成分；其餘１％的鈣則分布在體液及軟組織中。鈣在體內能調節心臟和神經系統的活動，使肌肉維持一定的緊張度，並維持腦組織的正常功能，此外鈣還是血液凝固的必需物質。

　　鈣元素與糖尿病併發症關係密切。第Ｉ型糖尿病可併發特異性骨病變，出現骨骼異常和風濕樣症狀，其特點為遊走性關節炎。糖尿病引起的骨質疏鬆屬於續發性骨質疏鬆症。糖尿病與礦物質、骨代謝紊亂的關係非常複雜，其引起鈣、磷排出增多的原因包括：①糖尿病患者尿糖增多引起滲透性利尿，使鈣、磷重吸收減少而排出增多。②糖尿病患者併發腎病變，影響1-羥化酶、2-羥化酶活性，不利活性維生素D生成，使腎小管對鈣、磷重吸收減少，腸鈣吸收也減少。③糖尿病患者缺乏胰島素，骨蛋白分解，骨鹽沉積減少，骨形成也減少。④糖尿病患者由於缺少胰島素，呈高血糖狀態，大量含糖尿液排出時，大量鈣、磷也隨著尿流失，長期尿鈣、尿磷增高，導致負鈣平衡，是造成失鈣、失磷的原因。

實驗結果也證實，糖尿病患者尿鈣流失的主要原因是由於腎小管濾過率增加，對鈣、磷的重吸收減少；此外，腎臟在丟失鈣、磷的同時，皮質骨中含有的鎂也同時丟失，呈低鎂狀態。不過在改善醣類代謝後，礦物質代謝也可恢復正常。臨床結果已表明，糖尿病患者經胰島素治療後，尿鈣可恢復至正常範圍。

國外專家曾詳細報導糖尿病併發骨質疏鬆症，並收集到糖尿病可引起體內礦物質代謝紊亂、骨骼中礦物質成分減少的證據，也證實糖尿病患者會出現皮質骨變薄現象。橫向研究證明，罹患糖尿病2～3年後，骨鈣減少現象變得明顯，病程短於5年的糖尿病患者其骨質疏鬆症情形可能與長期糖尿病患者的一樣嚴重。

在治療糖尿病時，應及時補充適量的鈣和幫助鈣質吸收的維生素D。成人每日需要0.6～0.8公克的鈣，而且所需的鈣最好從飲食中補充。補充鈣有助於改善糖尿病患者的骨質疏鬆情形和細胞內缺鈣狀態，減緩患者動脈粥狀硬化的進展速度，以及對抗糖尿病腎病變的發展。含鈣量較多的食物包括：蝦皮、海帶、乾酪、牛奶、蛋黃、豆腐和蔬菜等，糖尿病患者應足量攝取以補充鈣。

■■■ 補充鎂

　　鎂是人體內重要元素之一，它是多種酶的組成部分，對人體的正常代謝及細胞電子傳遞具有重要作用。在醣類代謝過程中，鎂可促進醣類通過細胞膜，促進醣類的氧化磷酸化和糖酵解；同時鎂當作輔酶，可加強細胞膜上醣類的運轉，使細胞能對醣類加以利用。由於鎂參與調節熱量代謝和多種酵素（酶）催化反應，因此人體缺鎂和低血鎂症將對多種代謝過程產生不利影響。

　　糖尿病是導致人體缺鎂與低血鎂症的重要誘因，臨床已證實在第Ⅰ、Ⅱ型糖尿病患者中存在低血鎂症。其發生機制為：①長期糖尿續發出現尿鎂排出過多，因為高血糖的滲透性利尿作用導致鎂隨尿大量流失。②大量葡萄糖滲入原尿，與鎂相競爭，從而抑制腎小管對鎂的重吸收。③糖尿病患者的腎小管分泌鎂增多，且血鎂被轉移到骨和細胞中。④外源性胰島素的應用使尿鎂排出增多及肌肉攝取增加。⑤維生素D代謝障礙，影響腸道吸收鎂。

　　鎂與醣類代謝之間存在著相互影響的關係，低鎂對於糖尿病慢性併發症有不利的影響。糖尿病患者多合併低血鎂症，病程越長的患者尤須注意。有低血鎂症的糖尿病患者，易發生高血壓和動脈硬化，更是糖尿病視網膜病變的危險因素之一。防治糖尿病慢性併發症除積極控制血糖及

脂質代謝紊亂外，還應注意同時改善低血鎂症。糖尿病低血鎂症被認為與胰島素抵抗時胰島素刺激人體攝取鎂的能力下降和尿鎂排出增多有關，而且鎂缺乏會損害胰島 β 細胞分泌胰島素的能力及降低周圍組織對胰島素的敏感性，加重胰島素抵抗，因為胰島細胞結構出現改變，胰島 β 細胞顆粒減少，致使胰島 β 細胞對糖的敏感性降低，造成胰島素的合成和分泌不足而出現醣類代謝紊亂。

短期的血糖控制不能恢復正常血清鎂水準。罹患糖尿病酮酸中毒（糖尿病酮酸血症）時，因鎂、鉀離子從細胞內逸出，可見到血鉀和血鎂同時升高或均正常，在適當補充液體和胰島素治療後，鎂濃度會急速下降，類似於血鉀的變化。目前已有大量證據說明鎂缺乏與胰島素抵抗、糖尿病和高血壓形成等相關，雖然還未能證實補充鎂對上述疾病有治療作用，但糖尿病患者適當補充鎂對防治糖尿病及其併發症能有重要的作用。通常應採用營養平衡膳食方案，從飲食中供給足量的鎂。

目前美國糖尿病協會及其機構所認同的概念，即鎂在胰島素的敏感性和醣類代謝的穩定性中具有重要作用，缺鎂可導致胰島素敏感性降低，補充鎂能改善胰島 β 細胞的反應，高鎂飲食可改善空腹血糖和口服葡萄糖耐量，飲食增加攝取鎂對預防第 II 型糖尿病有關鍵影響，對預防糖尿病合併高血壓和動脈粥狀硬化等慢性併發症也極重要。

■■■ 補充鉻

　　鉻是人體不可缺少的一種微量礦物質。正常成人體內約含鉻6毫克，鉻廣泛存在於人體的組織及器官中。

　　鉻的功能主要是藉由調節胰島素作用來維護正常的葡萄糖耐量，同時參與脂肪代謝，對提高血中高密度脂蛋白及降低血膽固醇有密切關係。而且鉻的作用直接與胰島素相關，其作用機制可能是鉻與胰島素及粒線體膜受體之間形成三元複合物，促進胰島素充分發揮作用。因此，鉻被認為是以葡萄糖耐量因子（GTF）的形式存在，可作為胰島素的一種「協同激素」，協助增強胰島素與細胞膜上胰島素受體巰基（氫硫基、硫醇基）形成二硫鍵，促使胰島素發揮最大的生物效能，並啟動琥珀酸去氫酶，增加人體對醣類的利用。

　　近年來有人對鉻的作用機制進行了研究，認為鉻所以能有利於醣類代謝，可能是經由影響胰島素結構的穩定性或胰島素的聚集狀態而發揮作用。鉻元素對糖尿病的作用如下：

①動物缺鉻可造成糖耐量受損或發展成糖尿病，還可能引起高血脂症、動脈粥狀硬化、生長滯緩及壽命縮短等，而補鉻有助於逆轉上述現象。

②鉻能啟動胰島素，是正常醣類代謝及脂肪代謝必需的

微量礦物質，內源性鉻複合體可改善醣類代謝及脂肪代謝的紊亂。

③飲食缺乏鉻與第 II 型糖尿病有關，如果補充適量的鉻就會減輕組織的胰島素抵抗性。因此體內的鉻維持正常含量，有助於預防和延緩第 II 型糖尿病發生。

④鉻是一些酶活化中的必需元素，也是葡萄糖耐量因子的重要成分。補充鉻能改善糖尿病患者和糖耐量異常者的葡萄糖耐量，降低血糖、血脂，增強人體的胰島素敏感性。臨床試驗證明，人體補充鉻後，能很快改善缺鉻兒童和長期靜脈營養患者的糖耐量異常。

⑤第 II 型糖尿病患者的血清鉻不能反映人體的鉻營養狀態，可經由補鉻治療試驗來判斷。

人體內缺乏鉻會影響胰腺的功能和胰島素的生物活性，降低葡萄糖耐量，葡萄糖熱量無法被充分利用；且血脂含量升高，導致動脈硬化；還可能伴有神經病變或血管病變，游離脂肪酸濃度升高，氮代謝異常及氮滯留。鉻對蛋白質代謝也有一定影響。所以一般來說，糖尿病患者血清鉻均降低，尿鉻則增加。對此，應採取以食補為主的補鉻措施。

許多研究表明，給老年人提供無機鉻或有機鉻後能增加其葡萄糖耐量及降低脂質水準。從臨床研究也可看出，健康人的血鉻水準明顯高於糖尿病患者。從年齡上看，糖

尿病患者隨著年歲漸增，血清鉻值下降，尿鉻值上升。這是因為胰島素功能受損，使貯存的鉻過多進入血液並隨尿排出，從而造成體內鉻儲存量下降，並改變鉻的代謝。糖尿病患者這種血鉻濃度降低而尿鉻量增多的狀態，使其體內缺鉻的現象更加嚴重，不能有效地協同胰島素的作用，加重醣類代謝障礙。所以缺鉻往往是糖尿病的結果，而不是原因。糖尿病患者務必要補充鉻，含鉻較多的食物如：精麵粉、麥（麥麩）、牛肉、豬肉、蔬菜、堅果、牛奶、淡水魚類、蛋黃等。

5分鐘
食譜降血糖法

想調理降血糖的食物，除了注意選用不增高血糖的材料，

還要注意熱量和營養成分。

不同類型的糖尿病患者在三餐和加餐時

適合什麼樣的降血糖食譜呢？

只要翻開本章，5分鐘便知道……

（一）降血糖主食

■■■ 大麥紅豆粥

材料：大麥60公克，紅豆30公克，水800毫升。

作法：大麥、紅豆洗淨，稍浸泡。上述兩材料放入鍋中，加水，大火煮開，改以小火再煮2小時，即可食用。

營養成分：熱量401大卡，醣類77公克，蛋白質12公克，脂肪5公克。

■■■ 高粱紅豆飯

材料：高粱100公克，紅豆20公克，水300毫升。

作法：高粱、紅豆分別去沙、洗淨，清水浸泡約30分鐘。上述兩材料放入鍋中，加水，大火煮開，改小火燜約1小時，豆開米軟即成。

營養成分：熱量421大卡，醣類82公克，蛋白質12公克，脂肪5公克。

■■■ 玉米渣粥

材料：玉米渣100公克，薏仁20公克，水800毫升。

作法：玉米渣放入鍋中，加水，上火煮開，加入洗淨的薏仁，小火煮約2小時，待粥黏稠即成。

營養成分：熱量431大卡，醣類88公克，蛋白質12公克，脂肪3.5公克。

■■■ 蔥油餅

材料：中筋麵粉100公克，蔥5公克，鹽2公克，花生油10毫升，水50毫升。

作法：1.以溫水和麵（要和軟些），將麵團揉勻，以擀麵棍擀成圓片，勻刷上花生油，撒上蔥花和鹽，捲成麵卷，並將兩端捏緊，不使油漏出。

2.將麵卷盤成圓餅狀，但不破壞捲起來形成的層，再以擀麵棍擀成薄餅。

3.平底鍋內稍加些油，放在火上加熱，放入麵餅，改小火。待餅鼓起後，要反覆翻動，至餅呈焦黃發脆時即成。

營養成分：熱量448大卡，醣類75公克，蛋白質10公克，脂肪12公克。

■■■ 玉米麵窩頭

材料：玉米粉100公克，黃豆粉10公克，水50毫升，小蘇
打適量。

作法：1. 玉米粉、黃豆粉與小蘇打粉混合均勻，加入少
許水，揉成麵團。

2. 取麵團揉成圓錐形，以拇指在圓錐底部捅一個
洞，以便蒸汽能升入，不易夾生。

3. 揉好的窩頭放入蒸籠，大火蒸約1小時即成。

營養成分：熱量406大卡，醣類75公克，蛋白質13公克，
脂肪6公克。

■■■ 中筋麵粉饅頭

材料：中筋麵粉250公克，水50毫升，麵肥、食用鹼各適
量（或用適量鮮酵母取代麵肥和食用鹼）。

作法：1. 麵粉和麵肥加水和好，放於溫暖處。待麵團醒
好後，加入食用鹼（可調成液狀）。

2. 將麵團揉勻，揉成底平面圓的饅頭形，上蒸籠
蒸半小時即成。

營養成分：熱量354大卡，醣類74公克，蛋白質10公克，
脂肪2公克。

 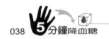

■■■ 貼餅子

材料：玉米粉100公克，黃豆粉10公克，水50毫升，小蘇打適量。

作法：玉米粉、黃豆粉與小蘇打加少量水和成麵團。尖底鐵鍋加水燒開，取麵團做成餅形，貼在鐵鍋水面以上的鍋壁。大火燒10分鐘，改小火烤30分鐘即可。

營養成分：熱量406大卡，醣類75公克，蛋白質13公克，脂肪6公克。

■■■ 蜂糕

材料：玉米粉50公克，中筋麵粉50公克，瓜子仁5公克，葡萄乾5公克，麵肥、食用鹼適量。

作法：1.玉米粉、中筋麵粉混勻，與麵肥一起加水和好，蓋上布，放置於溫暖處醒麵。

2.葡萄乾、瓜子仁撒入發好的麵糊中，調成液狀的食用鹼對入麵糊中，攪成均勻的稠粥狀。

3.蒸籠上鋪好濕布，待鍋裡的水燒開，將麵糊倒在濕布上，鋪平，蓋上蓋，蒸30分鐘即成。

營養成分：熱量372大卡，醣類75公克，蛋白質9公克，脂肪4公克。

■■■ 紫衣水餃

材料：豬胰100公克，雞肉300公克，胭脂菜（落葵）300
公克，麵粉600公克，白芷粉1公克，蔥末10公
克，薑末5公克，鹽2公克，雞精5公克，醬油10
毫升，香油2毫升，花生油10毫升，醋5毫升。

作法：1.豬胰（保留黏液）、雞肉分別洗淨，剁成泥，
放進調餡盆中，加入白芷粉、蔥末和3公克薑
末、醬油、花生油，調勻。

2.胭脂菜洗淨、剁末，絞出菜汁備用，菜末放進
調餡盆，加入鹽、雞精、香油，調成餡備用。

3.取麵粉倒進和麵盆，與胭脂菜汁混合，加水和
成麵坯，略放醒麵。醒好的麵團揉成長圓條，
切（或揪）成小麵塊。將小麵塊按扁，撲上乾
麵粉，擀成餃皮（圓薄片），逐個包入餡，捏
成約3公分長半月形水餃。

4.取鍋加2升水，大火燒沸，將水餃逐個下鍋，
同時以湯勺貼鍋沿推水餃散開，避免沉底黏
鍋。當水餃逐個浮起，加適量水（可加1～2
次）並不斷攪動。待所有水餃都浮起，即可撈
出。另取小碟放進剩餘薑末及醋，作沾醬。

營養成分：熱量206大卡。當作主食，多餐食用。

■■■ 豬肉白菜餃子

材料： 中筋麵粉100公克，瘦豬肉50公克，白菜200公克，薑、蔥各2公克，醬油5毫升，香油5毫升，鹽5公克，醋5毫升，水適量。

作法： 1. 麵粉加水和成麵團，揉勻，放置半小時待用。

2. 豬肉剁成肉泥，加入醬油、香油。白菜洗淨，剁成碎末，擠去水分，薑、蔥切成碎末，一起放入肉餡中，加鹽調勻即成餡料。

3. 將麵團揉成細長圓桿狀，分成12份，每份揉成圓形，用擀麵棍擀成圓片餃皮，將餡填入，包好，捏嚴，避免漏餡。

4. 鍋子加水煮沸後，即可下餃子。每次水煮開，稍加冷水，如此3次後，可撈出1個餃子，試用手指壓按，能立即復原即表示餃子已熟，便可撈出。食用時蘸著醋吃味道更佳。

營養成分： 熱量598大卡，醣類79公克，蛋白質21公克，脂肪22公克。

■■■ 豬肉韭菜包子

材料： 中筋麵粉100公克，瘦豬肉50公克，韭菜150公克，
蝦皮5公克，蔥、薑各3公克，香油5毫升，醬油5
毫升，鹽3公克，醋5毫升，麵肥、食用鹼、水各
適量。

作法： 1. 麵粉和麵肥加水揉勻成麵團，發好，再加入調
成液狀的食用鹼，揉勻至不黏手為度。

2. 豬肉剁成泥，蔥、薑切碎末，一同用醬油、香
油調好。韭菜切末，與鹽加入肉餡中調勻。

3. 麵團分成4份，各揉圓擀成圓麵皮，包入餡，
捏緊。入蒸籠30分鐘即可。吃時可沾醋。

營養成分： 熱量602大卡，醣類79公克，蛋白質22公克，
脂肪22公克。

■■■ 羊肉白菜餡餅

材料： 中筋麵粉100公克，羊肉50公克，白菜200公克，
蔥、薑各3公克，醬油5毫升，香油5毫升，鹽5公
克，植物油5毫升，醋5毫升，水適量。

作法： 1. 麵粉加水調成麵團（要稍軟些）。羊肉剁碎，
薑、蔥切末，一同用醬油、香油、鹽調勻。白

菜剁碎，稍擠出水，加入肉餡中，拌勻。

2. 麵團分成4份，每份均揉圓、按扁，擀成圓形
麵皮，包入肉餡，捏成包子狀。燒熱餅鐺，將
小包子頭朝下按扁在鐺上，蓋上蓋，改小火
烙。等一面微黃再翻烙另一面，兩面均變黃後
加入植物油，不時翻動烙至兩面焦黃即成。

營養成分：熱量630大卡，醣類79公克，蛋白質20公克，
脂肪26公克。

■■■ 牛肉麵

材料：中筋麵粉100公克，瘦牛肉50公克，小白菜250公
克，蔥5公克，花椒3粒，醬油10毫升，料酒5毫
升，鹽3公克，水適量。

作法：1. 牛肉切塊，以醬油、鹽、花椒、酒浸1小時，
入鍋煮沸，改小火燉熟。小白菜切寸段，蔥切
蔥花。麵粉加水和麵團，擀好切成麵條。

2. 一鍋清水燒開，先燙小白菜，撈出瀝乾，再下
麵條入鍋中煮熟，撈出盛在碗裡，撒上蔥花和
小白菜，澆上一勺牛肉及牛肉湯即成。

營養成分：熱量472大卡，醣類78公克，蛋白質22公克，
脂肪8公克。

■■■ 寬心素麵

材料： 百合粉15公克，白果粉5公克，山藥粉50公克，麵粉300公克，油菜葉100公克，鹽1公克，香油5毫升。

作法： 1. 青菜葉洗淨，切成絲備用。將百合粉、白果粉、山藥粉放進和麵盆中混合，再加進200公克麵粉拌勻，加入適量水和成稍硬的麵坯，放15分鐘醒麵。

2. 麵醒好後，放在撒了乾麵粉的麵板或麵案上揉勻，擀成厚薄均勻的大麵片，再將擀好的麵片如疊紙扇一樣反正折疊成3～5公分寬的長劑條（每一層都撒上乾麵粉），用刀切成寬0.5公分左右的麵條，並將切好的麵條抖散晾在麵案（或蓋墊）上備用。

3. 鍋子加1升水以大火煮沸，待水開後下麵條並迅速用筷子撥開，再加入油菜葉、鹽、香油，待麵煮熟即可盛碗食用。

營養成分： 熱量230大卡。作為主食，分數餐食用。

■■■ 海蕎肉麵

材料：海帶、羊肉、萵筍（莖用萵苣）各50公克，蕎麥粉
50公克，麵粉150公克，山藥粉100公克，蔥、薑絲
各5公克，鹽0.5公克，雞精2公克，醬油3毫升，
醋3毫升，花生油5毫升。

作法：1. 海帶、肉、萵筍分別洗淨。海帶加水以慢火煮
熟，撈出待涼切細絲；萵筍削去外皮，切成細
絲。瘦肉切成肉絲，放入小碗中備用。

2. 炒鍋燒熱後加進花生油，待油熱後放入蔥薑
絲、肉絲快速翻炒，加入鹽、醬油炒熟，再加
入雞精翻炒均勻，盛入小碗備用。

3. 蕎麥粉、麵粉拌勻，加水和成稍硬的麵坯，稍
放待醒。醒好的麵放麵案上，撲上山藥粉，揉
成麵團，按扁，擀成均勻的大麵片，再折疊成
3～5公分寬的長條（每層撲上山藥粉），切成
寬0.5公分的麵條，抖散晾在麵案上。

4. 煮鍋加1升水大火煮沸，待水開後下麵條入鍋
中，迅速用筷子撥開，待麵條全部煮熟浮起，
撈起至涼水中散熱。麵涼後盛碗，加進海帶
絲、肉絲、萵筍絲及少量醋，拌勻即成。

營養成分：熱量260大卡。作為主食，多餐食用。

■■■ 蕎麥雞絲湯麵

材料： 蕎麥粉100公克，雞肉50公克，菠菜100公克，乾
蝦仁5公克，大料（八角）1粒，花椒3粒，薑、
蔥各3公克，香油3毫升，醬油5毫升，鹽5公克，
醋3毫升，花生油7毫升，水適量。

作法： 1. 蕎麥粉加水和成麵團（不能過軟）。麵團擀成
薄片，若麵團過黏，可多撒些乾麵粉。擀好的
麵片折成兩疊，切成麵條。

2. 雞肉洗淨，放入清水中煮開，除去浮沫，加入
蔥、薑、大料，煮約1小時至熟。乾蝦仁用溫
水泡開。

3. 炒勺內放油，大火燒熱後，先煸炒乾蝦仁，並
放入鹽及花椒；撈出花椒後，即加入清水。煮
開後下麵條及菠菜、醬油等。待麵條熟了盛
碗，澆上香油和醋，並將雞肉切成絲擺在麵
上，即可食用。

營養成分： 熱量539大卡，醣類76公克，蛋白質25公克，
脂肪15公克。

■■■ 雞蛋蕎麥湯麵

材料：蕎麥粉100公克，雞蛋1個，小白菜50公克，乾蝦仁5公克，蔥、薑各3公克，醬油5毫升，香油3毫升，花生油10毫升，鹽5公克，水適量。

作法：1.蕎麥粉加水調成麵團（不能過軟）。麵團按扁，以擀麵棍將麵團擀成厚薄均勻的麵片，撒上乾麵粉，如疊紙扇般折疊成數層（3～5公分寬），切成0.5公分寬的麵條。

2.小白菜洗淨，切成寸段。蔥、薑洗淨，分別切成蔥花和薑絲。乾蝦仁用溫水泡開。

3.將油燒熱後，放入蝦仁煸炒，並加入蔥花和薑絲，隨即加水和鹽。待水開後，下麵條，再煮開，加入小白菜和醬油，並將雞蛋打入湯中（但不要攪碎）。稍候待雞蛋熟，淋上香油，即可出鍋食用。

營養成分：熱量594大卡，醣類67公克，蛋白質23公克，脂肪26公克。

（二）低熱量降血糖食譜

低熱量食譜即每份菜提供的熱量不超過200大卡，適用於體重超過標準體重20％以上的成年患者及病情較穩定的患者和糖尿病患者的加餐。

■■■ 筍尖燜白菜

材料：白菜200公克，筍尖10公克，乾口蘑5公克，乾蝦仁5公克，蔥、薑各2公克，醬油10毫升，油10毫升，鹽4公克，味精適量。

作法： 1.白菜洗淨，切成寸段。乾口蘑、筍尖、乾蝦仁分別以溫水泡開，各切成小塊，口蘑浸汁、蝦仁浸汁留用。

2.油鍋加熱後，先煸好蔥、薑；然後放入白菜，炒至七分熟；再放入蝦仁、口蘑、筍尖等，並加入口蘑汁、蝦仁汁、醬油和鹽，燒至入味，即可食用。

營養成分：熱量147大卡，醣類6公克，蛋白質6公克，脂肪11公克。

■■■ 蝦皮炒青菜

材料：蝦皮10公克，青菜（油菜、菠菜、芹菜、白菜、洋蔥等）250公克，蔥絲5公克，鹽5公克，植物油9毫升。

作法：青菜洗淨，切成寸段。油燒熱後，放入蝦皮、蔥絲，再放入青菜煸炒。炒至八成熟，撒鹽，再大火炒熟，即成清香爽口的家常菜餚。

營養成分：熱量154大卡，醣類8公克，蛋白質8公克，脂肪10公克。

■■■ 奶油白菜

材料：鮮牛奶50毫升，大白菜心250公克，肉湯50毫升，鹽5公克，味精1公克，油9毫升，太白粉5公克。

作法：白菜洗好，切成寸段。油鍋燒熱後，放入白菜和肉湯，燒至八成熟，再加入鹽和味精。用牛奶調勻太白粉，倒入鍋中攪勻，燒開即成。

營養成分：熱量172大卡，醣類11公克，蛋白質5公克，脂肪12公克。

■■■ 涼拌豇豆

材料：豇豆200公克，蒜末少許，醬油5毫升，芝麻醬5公克，香油5毫升，鹽5公克，醋5毫升。

作法：豇豆洗淨，切成寸段，放入開水中煮至半熟撈出，裝在盤中，澆上蒜末、醬油、芝麻醬、香油、鹽、醋等調料，拌勻即可。

營養成分：熱量122大卡，醣類11公克，蛋白質6公克，脂肪6公克。

豆芽拌油菜

材料：豆芽100公克，油菜100公克，香油5毫升，鹽5公克，花椒5粒。

作法： 1.油菜和豆芽分別洗淨，放入開水中煮爛撈出，瀝去水分，盛入盤中，撒上鹽。

2.香油放入炒勺中，加入花椒，燒至冒煙，速澆在菜上，即可食用。

營養成分：熱量110大卡，醣類8公克，蛋白質6公克，脂肪6公克。

（三）中等熱量降血糖食譜

中等熱量食譜即每份菜所提供的熱量在200～500大卡之間，適用於病情較穩定的患者，作為佐餐輔食。嚴重消瘦的患者、孕婦、兒童，或有慢性消耗性疾病的患者，可選擇其中的高蛋白菜餚，以補充體內所需的蛋白質。

■■■ 炒豆腐腦

材料：豆腐2塊（約100公克），雞湯100毫升，青蒜10公克，蔥3公克，薑2公克，太白粉5公克，料酒10毫升，鹽5公克，花生油15毫升，香油2毫升，味精適量。

作法： 1. 青蒜、蔥、薑分別洗淨，各切成細絲。

2. 大火燒熱炒勺，倒入花生油加熱後，先放薑絲、蔥絲煸炒，不等變黃，再將豆腐加入勺中，邊炒邊以鍋鏟搗碎豆腐，炒2～3分鐘。

3. 加入雞湯、鹽、料酒、味精等作料，攪成羹狀。以太白粉勾芡後，淋上香油，撒上青蒜絲，即可食用。

營養成分：熱量304大卡，醣類10公克，蛋白質12公克，脂肪24公克。

■■■ 豆干素炒青菜

材料：豆干50公克，青菜（白菜、芹菜、菠菜、油菜等）200公克，蔥3公克，植物油9毫升，鹽5公克。

作法：1. 豆干切成小片，青菜洗淨、切絲。

2. 油燒熱後，先煸炒青菜，再放入豆干同炒，加入蔥、鹽等作料，炒勻即成。

營養成分：熱量202大卡，醣類8公克，蛋白質11公克，脂肪14公克。

■■■ 筍尖燜豆腐

材料：豆腐200公克，筍尖、蝦米各10公克，乾口蘑5公克，蔥、薑各3公克，植物油9毫升，醬油10毫升。

作法：1. 蝦米、筍尖、乾口蘑都先以溫水泡開，分別切成小丁，浸汁留用。

2. 油燒熱後，先煸炒薑、蔥，放入豆腐急炒，再將蝦米、筍尖、口蘑及浸汁倒入鍋中，大火燒開，加入醬油炒勻即可。

營養成分：熱量290大卡，醣類7公克，蛋白質25公克，脂肪18公克。

■■■ 油菜燴豆腐泡

材料：油菜200公克，豆腐泡50公克，植物油9毫升，醬
油4毫升，鹽4公克，糖3公克，料酒3毫升。

作法：油菜洗淨，切成寸段。油燒熱後，先煸炒油菜，再
加入豆腐泡同煸，加少量水及醬油、鹽、糖、酒等
佐料，炒勻即可。

營養成分：熱量305大卡，醣類12公克，蛋白質17公克，
脂肪21公克。

■■■ 肉末豆腐

材料：瘦豬肉末50公克，豆腐200公克，蔥、薑及青蒜各
3公克，植物油9毫升，料酒2毫升，醬油5毫升，
鹽、太白粉各5公克。

作法：油燒熱後，先煸炒肉末，然後放入蔥、薑、料酒和
醬油，再加入豆腐和鹽，稍加溫水燒開。調入太白
粉汁，撒上青蒜末，即可食用。

營養成分：熱量358大卡，醣類11公克，蛋白質18公克，
脂肪27公克。

■■■ 冬菇燒麵筋

材料：麵筋100公克，乾冬菇、冬筍各5公克，花生油9毫升，太白粉10公克，醬油10毫升。

作法：1.麵筋切塊，冬筍切薄片，冬菇以開水泡洗後去蒂、切成片。

2.油鍋燒熱後，炒麵筋、冬菇和冬筍，加入醬油，稍加溫水，煮開後，倒入調好的太白粉，燒開即成。

營養成分：熱量206大卡，醣類5公克，蛋白質24公克，脂肪10公克。

■■■ 木樨豆腐

材料：豆腐200公克，雞蛋1個，菠菜25公克，蔥5公克，植物油15毫升，醬油5毫升，鹽5公克。

作法：1.雞蛋打散，放入鹽攪勻。豆腐和菠菜切寸塊。

2.油燒熱後，先炒雞蛋，再放入豆腐和菠菜同炒，加入醬油和蔥花，大火快炒，炒熟即成。

營養成分：熱量286大卡，醣類7公克，蛋白質16公克，脂肪22公克。

■■■ 番茄豆腐

材料：豆腐200公克，番茄50公克，香菇、油菜各10公克，鹽10公克，太白粉5公克，味精2公克，料酒5毫升，花生油15毫升，花椒水適量。

作法：1. 豆腐切成骨牌大小，開水略燙。香菇泡開，切絲。油菜洗淨，切寸段。番茄切小塊。

2. 油鍋加熱，先炒香菇和油菜，再放入番茄、花椒水、鹽、酒、水。湯燒開放入豆腐，加蓋略爛。見湯不多時放味精、太白粉，稍候即成。

營養成分：熱量306大卡，醣類12公克，蛋白質15公克，脂肪22公克。

■■■ 肉絲炒豆芽

材料：瘦豬肉50公克，綠豆芽200公克，薑絲3公克，植物油9毫升，醬油5毫升，鹽5公克，料酒3公克。

作法：1. 肉切絲，以醬油和酒拌勻。綠豆芽洗淨瀝乾。

2. 油燒熱後，先炒肉絲至變色後起出。餘油煸炒豆芽，至半熟加鹽，再倒入肉絲同炒熟即成。

營養成分：熱量248大卡，醣類7公克，蛋白質10公克，脂肪20公克。

■■■ 清蒸豆腐

材料：豆腐200公克，瘦豬肉50公克，香菇10公克，雞湯
200毫升，香菜5公克，鹽10公克，味精2公克，料
酒5毫升，花椒水適量。

作法：1.豆腐切成薄片，用開水燙一下。瘦豬肉切成薄
片，香菇以水泡發，洗淨，切小丁。香菜洗
淨，切成碎末。

2.豆腐放碗裡，加入雞湯、豬肉、香菇丁以及
鹽、花椒水、酒等作料，放入蒸籠大火蒸約1
小時，即可出鍋。食用時撒上香菜末和味精

營養成分：熱量323大卡，醣類6公克，蛋白質23公克，
脂肪23公克。

■■■ 蒜苗炒豆腐

材料：豆腐200公克，蒜苗100公克，薑2公克，鹽10公
克，花椒3粒，味精2公克，花生油10毫升。

作法：1.蒜苗洗淨，切成半寸長的段。薑切成細末。豆
腐切成小塊，開水燙一下。

2.油燒熱後，先煸炒花椒，至冒煙撈出。然後放
入豆腐，過一下油即撈出。再用餘油煸炒蒜

苗，並放入鹽和薑末。炒至六成熟時，倒入豆腐同炒；若太乾，可稍加溫水或半勺肉湯。至八成熟，加入味精，大火快炒幾下即可。

營養成分：熱量261大卡，醣類11公克，蛋白質15公克，脂肪17公克。

■■■ 砂鍋豆腐

材料：豆腐250公克，香菇5公克，冬筍10公克，火腿20公克，熟雞肉40公克，蝦米5公克，肉湯300毫升，蔥、薑各5公克，料酒5毫升，鹽5公克，味精2公克。

作法：1.豆腐切成3公分長、2公分寬、0.5公分厚的片，蒸至豆腐出現蜂窩狀時取出。

2.蝦米，香菇以水泡開。香菇、冬筍、火腿分別切成與豆腐相似大小的片，雞肉也切成薄片。

3.豆腐放在砂鍋裡，鋪上香菇、冬筍、火腿、雞肉、蝦米等，加入肉湯、蔥、薑、酒、味精、鹽等（若湯少可加入蝦米浸汁和香菇浸汁），上火煨10分鐘。開鍋再稍燜即可。

營養成分：熱量242大卡，醣類13公克，蛋白質25公克，脂肪10公克。

■■■ 肉片炒豆角

材料：瘦豬肉50公克，豇豆150公克，蔥、薑各3公克，
　　　植物油9毫升，醬油5毫升，鹽5公克，太白粉3公
　　　克，料酒5毫升。

作法：1.豬肉切薄片，以太白粉、醬油、料酒調拌。豇
　　　　豆切成寸段，在開水中焯一下，瀝乾。

　　　2.油燒熱後，先炒肉片，放入薑、蔥，炒好起
　　　　出。用餘油煸炒豇豆，稍加水；至八成熟，放
　　　　入鹽和肉片，大火快炒幾下即成。

營養成分：熱量300大卡，醣類10公克，蛋白質11公克，
　　　　　脂肪24公克。

■■■ 肉丁炒豌豆

材料：瘦豬肉50公克，鮮豌豆100公克，黃瓜50公克，薑
　　　末3公克，植物油9毫升，醬油5毫升，鹽5公克，
　　　太白粉5公克。

作法：1.豬肉切成丁，以太白粉、醬油調拌好。黃瓜洗
　　　　淨，切成丁。

　　　2.油燒熱後，先炒肉丁，放入薑末，炒好後起
　　　　出。用餘油炒黃瓜和豌豆，稍加溫水，大火快

炒幾下，再放入肉丁和鹽，炒熟為止。

營養成分：熱量361大卡，醣類18公克，蛋白質16公克，
　　　　　脂肪25公克。

■■■ 牛肉絲炒青菜

材料：瘦牛肉50公克，青菜200公克（油菜、芹菜、菠
　　　菜、蒜苗、青椒等），薑、蔥各3公克，植物油15
　　　毫升，醬油5毫升，太白粉5公克，料酒3毫升，
　　　鹽5公克。

作法：1.牛肉洗淨切絲，以醬油、料酒、太白粉拌好。
　　　　青菜洗好，切絲。

　　　2.油燒熱後，先炒牛肉絲，大火翻炒幾下，放入
　　　　蔥、薑，炒熟起出。用餘油炒青菜，若太乾，
　　　　可稍加些溫水。炒至八成熟，倒入肉絲和鹽，
　　　　炒勻即出鍋。

營養成分：熱量358大卡，醣類12公克，蛋白質10公克，
　　　　　脂肪30公克。

■■■ 牛肉炒黃瓜

材料： 牛肉100公克，黃瓜150公克，蔥花3公克，醬油5
毫升，鹽5公克，花生油15毫升，料酒3毫升，太
白粉3公克。

作法： 1.牛肉洗淨，切成薄片，以醬油、太白粉、料酒
調拌好。黃瓜切片。

2.油燒熱後，先炒牛肉，加入鹽和蔥花，至快熟
時加入黃瓜片，大火急炒幾下即成。

營養成分： 熱量346大卡，醣類12公克，蛋白質16公克，
脂肪26公克。

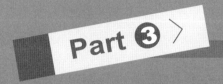

5分鐘
藥膳降血糖法

什麼是藥膳？藥膳與我們平常吃的飯菜有哪些不同？

可以用來降低血糖的藥膳有哪些？

如何選材和製作呢？

要解開這一系列的疑問，只需付出5分鐘……

（一）常用降血糖藥膳

■■■ 麥麩餅

材料：麥麩、粗製麥粉適量，雞蛋1個，瘦豬肉100公克，蔬菜、油、鹽各適量。

作法：1.豬肉剁成肉蓉，蔬菜剁碎。

2.肉、菜加入麥麩、麥粉及雞蛋，以油、鹽調味，製作成餅團，烘烙熟即成。

服法：當主食吃，療程不限。

功效：降血糖。適用於各型糖尿病。

■■■ 炒米麵粉

材料：米粉、麵粉（麥麩）各250公克。

作法：將米粉與麵粉一起放入鐵鍋內，小火炒熟，待冷備用。

服法：每天隨量以沸水沖調食用。

功效：清胃瀉火，養陰增液。適用於中消型糖尿病。

■■■ 蘿蔔粥

材料：大蘿蔔750公克，糯米150公克。

作法：蘿蔔煮熟，取汁液，與糯米一起加水煮成粥。

服法：每天早、晚餐食用。

功效：止渴，利濁，行氣。適用於糖尿病口乾口渴、小便頻數者。

■■■ 山藥薏仁粥

材料：山藥粉60公克，薏仁30公克。

作法：山藥粉與薏仁共煮成稀粥。

服法：早、晚溫熱食用。

功效：益腎健脾。適用於腎虛型糖尿病患者。

■■■ 南瓜糊

材料：南瓜1000公克。

作法：南瓜洗淨，切塊，加水煮成稀糊狀。

服法：早、晚各500公克，佐餐食用。

功效：改善醣類代謝，降血糖，降尿糖，減肥，降血脂。適用於各型糖尿病。

■■■ 僵蠶末

材料：白僵蠶120公克。

作法：白僵蠶研成末，每包4公克。

服法：每天服3次，每次服1包。

功效：降血糖。適用於各型糖尿病。

■■■ 扁豆木耳末

材料：扁豆、黑木耳各適量。

作法：扁豆與黑木耳焙乾，共研成末。

服法：每天服2次，每次9公克。

功效：滋陰潤燥。適用於肺胃陰虛型糖尿病口渴善飢者。

■■■ 洋蔥豬肉

材料：鮮洋蔥100公克，瘦豬肉50公克，油、醬油、鹽各適量。

作法：油加熱，先炒熟豬肉，再下洋蔥共炒，放入醬油、鹽等調味。

服法：佐餐食用。

功效：益腎，降血糖。適用於下消型糖尿病。

■■■ 豬胰山藥餐

材料：豬胰1具，乾山藥30公克。

作法：豬胰洗淨，加水煮熟。乾山藥炒熟，研成末。以熟豬胰蘸山藥末食用。

服法：每天服3次，每料服3天，10天為一療程。

功效：滋陰潤燥。適用於糖尿病肺胃陰虛患者。

■■■ 海蚌羹

材料：活海蚌適量。

作法：海蚌先浸在清水中一夜，取肉搗爛，燉熟。

服法：每天數次溫服。

功效：降血糖，適用於各型糖尿病。

■■■ 綠茶鯽魚

材料：活鯽魚500公克，綠茶100公克。

作法：魚去鱗及內臟，洗淨，將綠茶塞入魚腹內，置盤中入鍋清蒸，不加鹽。

服法：吃魚肉，每天1次。

功效：降血糖。適用於各型糖尿病。

■■■ 二冬湯

材料：冬菇、冬筍各50公克，料酒、醬油、鹽、味精、花椒水、濕太白粉、豬油、薑、雞湯各適量。

作法： 1.冬菇以開水泡發，切成兩半。冬筍剝去筍衣，去根，切厚片。薑塊拍鬆。

2.鍋內放少量油，加熱後放入薑塊略炸，放醬油、雞湯、酒、味精、鹽、花椒水。燒開後取出薑，放入冬筍、冬菇，待開鍋後改以小火燜3分鐘，用太白粉勾稀芡，稍候出鍋即成。

服法：用量不限，經常佐餐食用，日久見效。

功效：生津止渴。適用於上消型糖尿病。

■■■ 瓜皮湯

材料：西瓜皮、冬瓜皮各15公克，天花粉12公克。

作法：西瓜皮、冬瓜皮分別洗淨切碎，與天花粉水一起煎成湯。

服法：每天2次，食用2週。

功效：止渴利濁。適用於上消型及下消型糖尿病有口渴、尿濁症狀的患者。

■■■ 蔥頭湯

材料：鮮蔥頭100公克。

作法：蔥頭洗淨，切碎，加水煎煮（切勿久煎，以免流失
　　　　降血糖的有效成分 —— 揮發油）。

服法：每天1劑，常食用。

功效：降血糖。適用於各型糖尿病。

■■■ 蕹菜玉米鬚湯

材料：蕹菜（空心菜）根100公克，玉米鬚50公克。

作法：蕹菜根與玉米鬚分別洗淨，切段，加水一起煎湯。

服法：任意服用。

功效：降血糖。適用於各型糖尿病。

■■■ 芸豆湯

材料：芸豆（四季豆）100公克。

作法：芸豆洗淨，切碎，煎湯服食。

服法：每天2～3次，任意飲用。

功效：養陰，潤肺，止渴。適用於上消型糖尿病口乾口渴
　　　　者。

■■■ 紅豆冬瓜湯

材料：紅豆、冬瓜適量。

作法：先將紅豆煮爛，再加入冬瓜一起煮，待冬瓜熟即
成。飲湯吃豆及瓜。

服法：每天2次，可常食用。

功效：利水解毒。適用於糖尿病併發水腫，或皮膚長癰、
癤的患者。

■■■ 香菇豆腐煲

材料：嫩豆腐250公克，香菇100公克，鹽、醬油、味精、
香油、水各適量。

作法：豆腐洗淨，切小塊，放入砂鍋內，加入香菇、鹽和
水，中火煮沸，改小火燉15分鐘，加入醬油、味
精，淋上香油即可食用。

服法：適量服食，不宜過熱。

功效：清胃瀉火，養陰生津。適用於中消型糖尿病。

■■■ 菠菜銀耳湯

材料：鮮菠菜根200公克，銀耳20公克。

作法：鮮菠菜根洗淨，切碎，與銀耳一起水煎成湯。

服法：喝湯吃銀耳，每天1劑。

功效：滋陰清熱。適用於陰虛內熱型糖尿病口渴多飲、大便祕結者。

■■■ 菠菜內金湯

材料：鮮菠菜根100公克，乾雞內金（雞肫皮）15公克。

作法：菠菜根洗淨，切碎，與乾雞內金一起水煎成湯。

服法：每天2次。

功效：清胃瀉火，養陰生津。適用於中消型糖尿病。

■■■ 葫蘆湯

材料：鮮葫蘆60公克或乾葫蘆30公克。

作法：葫蘆加水煎煮，取湯。

服法：隨意飲用。

功效：解毒止痛。適用於生癰、長癤、口鼻爛痛的糖尿病患者。

■■■ 豇豆湯

材料：帶殼豇豆（乾品）50公克。

作法：取豇豆加水適量煎煮。喝湯吃豆。

服法：每天2次，每次1劑。

功效：滋陰益腎，生津止渴。適用於糖尿病口渴尿多者。

■■■ 豬肉玉米鬚湯

材料：瘦豬肉100公克，玉米鬚90公克，天花粉30公克。

作法：豬肉加水燉，待熟時加入玉米鬚及天花粉，以小火
　　　　煎成湯。

服法：飲湯吃肉，溫熱時食用。

功效：滋陰潤燥，清熱止渴。適用於陰虛燥熱型糖尿病。

■■■ 豬胰玉米鬚湯

材料：豬胰1具，玉米鬚30公克。

作法：豬胰洗淨，與玉米鬚一起加水煎成湯。

服法：每天1劑，10天為一療程。

功效：滋陰潤燥，止渴清熱。適用於上消型糖尿病口乾口
　　　　渴者。

■■■ 茯苓豬骨湯

材料：豬脊骨500公克，土茯苓50公克。

作法： 1. 豬脊骨洗淨，剁成數塊，加清水放入鍋中燉約 2小時，熬成3碗湯。

　　　　 2. 豬骨湯撇去浮油、撈除骨頭，加入土茯苓，再 煎燉至2碗湯即可。

服法：每天1次，分2次喝完。

功效：清胃瀉火，養陰增液。適用於中消型糖尿病。

■■■ 苦瓜蚌肉湯

材料：苦瓜250公克，蚌肉100公克，油、鹽各適量。

作法：活蚌先以清水養2日，清除泥味後，取出蚌肉，與 苦瓜一起煮湯，以油、鹽調味即成。

服法：喝湯吃苦瓜和蚌肉，每天2次。食用天數視情況而 定。

功效：清熱潤肺，生津止渴，降血糖。適用於上消症糖尿 病。

■■■ 兔肉湯

材料：兔1隻，蔥、鹽各適量。

作法：兔去毛爪內臟，洗淨切塊，煮熟，放蔥、鹽即可。

服法：趁溫熱飲湯食肉，經常服用。

功效：止渴，養陰補益。適用於糖尿病口乾口渴、多飲多尿及消瘦者。

■■■ 兔燉山藥湯

材料：兔1隻，山藥100公克。

作法：兔去毛爪內臟，洗淨切塊，與山藥同煮，取湯。

服法：趁熱飲用。

功效：益氣養陰，止渴。用於糖尿病口渴乏力、消瘦者。

■■■ 枸杞兔肉湯

材料：兔肉250公克，枸杞15公克，青菜、油、鹽各適量。

作法：枸杞子、兔肉加水燉熟，加青菜，以油、鹽調味。

服法：飲湯吃肉，隔天1次，常食用有效。

功效：滋陰固腎，益肝。適用於下消型糖尿病。

（二）肥胖型糖尿病降血糖藥膳

肥胖是誘發第 II 型糖尿病的最重要因素之一，大約有80％的第 II 型糖尿病患者在發病前有肥胖史，尤其40歲左右的肥胖女性更為明顯。據統計，體重正常者其糖尿病發病率為0.7％；體重超過20％者，其糖尿病發病率為20％；體重超過50％者，其糖尿病發病率高達50％；50歲以上的肥胖者，其糖尿病發病率可超過80％。

肥胖者因為體內脂肪堆積，使細胞膜上的胰島素受體減少，對胰島素的敏感性降低，易產生胰島素抵抗性。由於肥胖是導致糖尿病的主要原因之一，因此防止肥胖對降低糖尿病發生與減輕病情具有一定意義。

中醫認為「肥人多虛」、「肥人多濕」，對肥胖多責之於脾、痰、濕。以下是肥胖型糖尿病患者的食療藥膳。

■■■ 茯苓餅

材料： 茯苓粉、米粉各75公克，素油適量。

作法： 茯苓粉與米粉加適量水調成糊狀，放在平鍋內，加入油以小火烙成薄餅即成。

服法： 可代替主食。

功效： 健脾燥濕。適用於肥胖型糖尿病脾虛濕盛者。

■■■ 蕎麥餅

材料：蕎麥粉250公克，香油30毫升。

作法：蕎麥粉加適量水和成麵團，擀成麵片，略加香油以分層，小火烙熟，或入籠屜蒸熟。

服法：當作正餐，分2次食用。

功效：除濕熱，消積滯。用於肥胖型糖尿病濕熱壅盛者。

■■■ 薏仁紅豆粥

材料：薏仁、紅豆、澤瀉各50公克。

作法：澤瀉先煎取汁，用汁與紅豆、薏仁同煮為粥。

服法：供晚餐食用。

功效：清熱，利濕，瀉濁。適用於肥胖型糖尿病濕熱壅盛者。

■■■ 胡蘿蔔粥

材料：鮮胡蘿蔔、粳米（白米）各50公克。

作法：胡蘿蔔切丁，與粳米一起煮成粥。

服法：供早餐食用。

功效：健脾，利濕，理氣。適用於肥胖型糖尿病脾虛者。

■■■ 冬瓜粥

材料：鮮冬瓜100公克，粳米30公克。

作法：冬瓜去皮、瓤，洗淨切小塊，與粳米同煮成粥。

服法：供早、晚餐食用，適當減少主食量。

功效：健脾利水。適用於肥胖型糖尿病脾虛濕盛者。

■■■ 山藥扁豆粥

材料：鮮山藥、粳米各30公克，白扁豆15公克。

作法：鮮山藥去皮，切片。先煮粳米與扁豆，然後加入山藥，一起煮成粥即可。

服法：供早餐食用。

功效：益氣養陰，健脾化濕。適用於肥胖型糖尿病脾氣虛弱者。

■■■ 眉豆煲飯

材料：眉豆100公克，大米150公克，油、鹽各適量。

作法：眉豆與大米淘洗淨，加水煲成飯，以油、鹽調味。

服法：當作主食。

功效：生津潤燥。適用於肥胖型糖尿病。

■■■ 拌三皮

材料：西瓜皮200公克，冬瓜皮300公克，黃瓜皮400公克，鹽、味精各適量。

作法：1.西瓜皮刮去蠟質外皮，冬瓜皮削去絨毛外皮，與黃瓜皮均洗淨。

2.三種瓜皮分別以不同火候略煮熟。待涼切塊，置容器內，以鹽、味精醃漬12小時即可。

服法：佐餐食用，可長期吃。

功效：利水，消腫。適用於肥胖型糖尿病兼水腫者。

■■■ 腐竹莧菜

材料：水發腐竹100公克，莧菜200公克，素油20毫升，蔥、鹽、味精、葛根澱粉（或用太白粉）各適量。

作法：1.炒鍋中加入油，待熱後放入蔥絲，炒出香味後，放入腐竹（先切段）煸炒至七成熟。

2.再加入莧菜，翻炒至熟透，加鹽、味精，以葛根澱粉勾芡，視湯汁明亮即可。

服法：佐餐食用。

功效：清熱利濕，消痰化積。適用於肥胖型糖尿病痰熱內盛者。

■■■ 萵苣鮮吃

材料：萵苣250公克，鹽、料酒、味精各適量。

作法：萵苣去皮洗淨，切成絲，加少量鹽，攪拌均勻後去汁，拌入料酒、味精即可。

服法：佐餐食用，可以久食。

功效：利濕。適用於肥胖型糖尿病濕邪壅滯者。

■■■ 茯苓豆腐

材料：茯苓粉30公克，松仁10公克，豆腐500公克，原湯200毫升，胡蘿蔔、豌豆、乾香菇、玉米、蛋清、鹽、酒、太白粉各適量。

作法：1. 豆腐瀝去水。香菇泡發洗淨，去柄，大者撕兩半。豌豆去筋洗淨，切兩段。胡蘿蔔洗淨，切菱形薄片。以打蛋器將蛋清攪泡沫。

2. 豆腐與茯苓粉拌勻，以鹽、酒調味，加蛋清混合均勻，上面放香菇、胡蘿蔔、豌豆、松仁、玉米，入蒸籠大火蒸8分鐘。將原湯倒入鍋，加鹽、酒、胡椒，以太白粉勾芡淋上即成。

服法：分2次佐餐食用。

功效：健脾化濕。適用於肥胖型糖尿病脾虛濕困者。

■■■ 竹筍湯

材料： 竹筍10公克，銀耳10公克，雞蛋、鹽、味精各適量。

作法： 1. 竹筍洗淨。銀耳洗淨，去蒂。雞蛋打碎攪勻。

2. 清水煮沸後，倒入雞蛋糊，再加入竹筍、銀耳，以小火煮10分鐘，加適量鹽、味精調味，起鍋即可。

服法： 喝湯吃湯料，每天1次。

功效： 清熱消痰，利膈養胃。適用於肥胖型糖尿病濕熱壅盛者。

■■■ 冬瓜番茄湯

材料： 冬瓜250公克，番茄150公克。

作法： 1. 冬瓜洗淨，去瓤不去皮，切成方塊。番茄切片。

2. 冬瓜加水清燉，將熟時放入番茄片，至熟即可。食用時最好不放鹽。

服法： 佐餐常食。

功效： 清熱利水，健脾消食。適用於肥胖型糖尿病脾虛濕盛者。

■■■ 豆芽豆腐湯

材料： 黃豆芽250公克，豆腐200公克，雪裡紅100公克，
蔥花、鹽、味精、植物油各適量。

作法： 1. 黃豆芽洗淨，去皮。豆腐切成小丁。雪裡紅洗
淨，切丁。

2. 油鍋燒熱，先炒蔥花，再炒豆芽，出香味時加
適量水，大火燒至豆芽酥爛，放入雪裡紅、豆
腐，改小火燉10分鐘，撒入鹽、味精即可。

服法： 隨意佐餐食用。

功效： 益氣和中，生津潤燥。適用於肥胖型糖尿病脾胃虛
弱者。

■■■ 蘿蔔海帶湯

材料： 白蘿蔔300公克，海帶100公克。

作法： 1. 海帶洗淨，溫水浸5小時以上。海帶連同浸汁
一起入砂鍋內，先大火煮沸，再以小火煨。

2. 待海帶煮熟後，下蘿蔔片同煮至爛熟即成。

服法： 喝湯吃菜，1天1次。連服數天，療效顯著。

功效： 健脾化痰，除濁解膩。適用於肥胖型糖尿病脾虛濕
困、痰阻中焦者。

■■■■ 雞絲冬瓜湯

材料：雞脯肉100公克，冬瓜片200公克，黨參3公克，鹽、黃酒、味精各適量。

作法：1.雞肉切成細絲，與黨參同放在砂鍋中，加水500毫升，以小火燉至八成熟。

2.冬瓜片也放入砂鍋中，加鹽、黃酒、味精適量，待冬瓜熟透即可。

服法：吃肉喝湯，佐餐食用。

功效：健脾利水。適用於肥胖型糖尿病脾氣虛弱、水濕壅盛者。

■■■ 鯉魚湯

材料：鮮鯉魚100公克，蓽茇5公克，川椒15公克，生薑、香菜、蔥、料酒、醋、味精各適量。

作法：1.鯉魚去鱗、內臟，切小塊。薑、蔥洗淨拍碎。

2.鯉魚、蓽茇、蔥、薑放入鍋內，加適量水，大火燒開，改小火燉熬約40分鐘，再加入香菜、川椒、料酒、醋、味精即可。

服法：吃魚肉喝湯，可單吃也可佐餐食用。

功效：益腎溫中。適用於肥胖型糖尿病。

（三）糖尿病性高血壓降血糖藥膳

糖尿病患者併發高血壓的比例遠高於非糖尿病患者。據國外相關資料報導，其發病率可達40％～80％。臨床發現，糖尿病患者併發高血壓不僅發病率高、發病早，而且隨著年齡增長而風險不斷增加。糖尿病性高血壓為「續發性高血壓」，日久易導致視網膜病變、腦血管病變、冠狀動脈粥狀硬化及心臟衰竭等，因此糖尿病患者維持血壓正常極其重要。

根據主要症候、病程轉歸及其併發症，本病屬於中醫「頭痛」、「眩暈」、「肝風」等範疇。

糖尿病性高血壓的中醫食療目的，在於平衡陰陽、調和氣血，以助病情改善。

■■■ 豆漿粥

材料：鮮豆漿適量，粳米50公克，砂糖適量。

作法：以豆漿代水與粳米一起煮粥，粥好後放入砂糖，煮1～2沸即成。

服法：當作早餐食用。

功效：滋陰助陽。適用於糖尿病性高血壓陰陽兩虛者。

■■■ 山楂粥

材料：山楂30公克，粳米60公克。

作法：山楂放入砂鍋內，加水煎煮，取濃汁，去渣。山楂汁加入粳米一起煮成粥。

服法：供早晚餐食用，7～10日為一療程。

功效：降血壓，降血脂，改善血液黏滯狀態。適用於糖尿病性高血壓，對併發冠心病、狹心症及高血脂症者尤佳。

■■■ 車前玉米粥

材料：車前子（布包）15公克，玉米粉50公克，粳米50公克。

作法：車前子水煎，取汁，去渣。車前子汁加入粳米一起煮粥，玉米粉以冷水拌和，調入粥內，煮熟即成。

服法：當作早餐食用。

功效：清熱利濕，降血壓。適用於糖尿病性高血壓下焦濕熱者。

■■■ 醋泡花生米

材料：花生（帶紅衣）適量，食醋適量。

作法：花生米浸泡在食醋內，半月後即可食用。

服法：每晚臨睡前服用5～10粒。

功效：健脾利濕，潤肺。適用於糖尿病性高血壓。

■■■ 五味子花生

材料：花生（帶紅衣）500公克，夏枯草500公克，五味子
100公克，酸棗仁50公克。

作法： 1. 夏枯草、五味子、酸棗仁一起放入砂鍋中，加
適量水煎3次，去渣，合汁3大碗。

2. 花生仁和藥汁放入鍋中加水慢燉，至藥汁欲乾
時離火。冷卻後，將花生仁曬乾或烘乾，裝瓶
備用。

服法：每天2次，每次吃20粒。

功效：降壓，安神，適用於糖尿病性高血壓。

■■■ 芹菜苦瓜湯

材料：芹菜500公克，苦瓜60公克。

作法：芹菜與苦瓜分別洗淨，一起煎湯。

服法：分次飲用，每天1劑，連服數日。

功效：清熱平肝。適用於糖尿病性高血壓陰虛陽亢者。

■■■ 海蜇荸薺湯

材料：海蜇皮50公克，荸薺100公克。

作法：海蜇皮洗淨，荸薺去皮、切片，共同煮湯。

服法：喝湯吃海蜇皮、荸薺，每天2次，可長期食用。

功效：清心降火，益肺涼肝。適用於糖尿病性高血壓。

■■■ 雙耳湯

材料：黑木耳10公克，銀耳10公克，冰糖適量。

作法：黑木耳與銀耳以溫水浸泡，洗淨後放入碗中，加冰糖調味，放入鍋中蒸1小時後取出即成。

服法：喝湯吃黑木耳、銀耳，佐餐食用，可常飲。

功效：滋補肝腎。適用於糖尿病性高血壓肝腎陰虛者，對動脈硬化兼有眼底出血患者尤佳。

（四）糖尿病性腦血管疾病降血糖藥膳

糖尿病性腦血管疾病是指糖尿病併發腦血管病變（腦梗塞及腦出血）。它嚴重威脅患者的生命安全，是糖尿病患者致死、致殘的主要原因之一。

腦動脈硬化與糖尿病併發腦血管疾病密切相關。糖尿病併發腦血管疾病的發病率為非糖尿病性的2～5倍，占糖尿病患者的20％～30％。在臨床上，糖尿病併發腦梗塞比腦出血多見，並會反覆出現短暫性腦缺血（小中風），或完全無中風症狀發作而表現為假性延髓麻痹。

糖尿病性腦血管疾病屬「中風」範疇。中醫將中風分為「中經絡」（病情較輕）與「中臟腑」（病情較重或危重）兩類，並與眩暈、痰症、瘀症有一定關係。

■■■ 栗子桂圓粥

材料：栗子10個，桂圓肉15公克，粳米50公克，調味品適量。

作法：栗子去殼，取肉切碎，與粳米一起如常法煮粥。粥將熟時放入桂圓肉，加調味品即成。

服法：當作早餐食用。

功效：健脾益腦。適用於糖尿病性腦血栓形成。

■■■ 竹瀝粥

材料：鮮竹瀝（或竹瀝油、竹瀝膏均可）50公克，粳米50
公克。

作法：粳米加適量水如常法煮粥。待粥熟後，加入竹瀝，
調勻即成。

服法：當作早、晚餐食用，療程不限。

功效：清熱化痰。適用於糖尿病性腦血管疾病痰熱內結
者。

■■■ 人參薤白粥

材料：人參10公克，薤白12公克，雞蛋（去蛋黃）1個，
小米50公克。

作法：人參切碎，加水以小火煎湯。取人參湯加入小米煮
粥，將熟時放入雞蛋清及薤白，煮熟即成。

服法：當作早餐食用。

功效：益氣行氣，通陽散瘀。適用於氣虛瘀滯型糖尿病性
腦梗塞恢復期。

■■■ 枸杞羊腎粥

材料：枸杞30公克，羊腎1個，羊肉、粳米各50公克，
蔥、五香粉各適量。

作法：羊腎、羊肉分別切片，與枸杞一起放入鍋，加適
量水，放入蔥、五香粉，煮20分鐘，再下米熬成粥。

服法：當作午餐食用。

功效：滋補肝腎，養血活絡。適用於糖尿病性腦梗塞肝腎
兩虛者。

■■■ 黃芪桂枝粥

材料：黃芪、生薑各15公克，炒白芍、桂枝各10公克，大
棗4枚，粳米60公克。

作法：1.黃芪、白芍、桂枝、生薑一起煎取濃汁，去渣
備用。

2.粳米、大棗放入鍋中煮粥，粥成時倒入藥汁，
調勻即成。

服法：當作早餐食用。

功效：調和營衛（人體營養與防衛系統），養血通絡。適
用於糖尿病性腦梗塞營衛不和者。

■■■ 荊介葛粉麵

材料： 葛粉250公克，荊芥穗50公克，淡豆豉100公克。

作法： 1. 葛粉研成細末，再製作成麵條。

2. 荊芥穗和淡豆豉加水煮六、七沸，去渣取汁。
再將葛粉麵條放入荊芥豆豉汁中煮熟。

服法： 當作午餐食用。

功效： 祛風，養血通絡。適用於糖尿病性腦梗塞絡脈空虛、風邪入中者。

■■■ 黃芪豬肉羹

材料： 黃芪30公克，大棗10枚，當歸、枸杞各10公克，豬瘦肉50公克，鹽適量。

作法： 豬肉切片，與黃芪、大棗、當歸、枸杞共燉湯，加適量鹽調味即成。

服法： 佐餐食用。

功效： 益氣，活瘀，通絡。適用於糖尿病性腦梗塞氣虛血瘀者。

■■■ 芪蛇湯

材料：黃芪60公克，南蛇肉200公克，桃仁10公克，生薑
3片，鹽適量。

作法：黃芪、蛇肉、桃仁、薑一起加水煮湯，加鹽調味。

服法：飲湯吃肉，佐餐食用。

功效：益氣活血，通絡化瘀。適用於氣虛血瘀型糖尿病性
腦梗塞。

■■■ 桃仁龍花餅

材料：乾地龍（蚯蚓）30公克，紅花、赤芍各20公克，
當歸50公克，川芎10公克，桃仁15公克，黃芪、小
麥粉各100公克，玉米粉400公克。

作法：1.地龍焙乾，研成粉。黃芪、紅花、當歸、赤
芍、川芎一起煎取濃汁。

2.地龍粉、玉米粉、小麥粉混勻，並加入藥汁調
和成麵團，分製成20個小餅。桃仁（去皮尖，
略炒）勻鋪餅上，蒸熟或烤熟即成。

服法：每天2次，每次1個。

功效：益氣，活血，通絡。適用於氣虛血瘀型糖尿病性腦
梗塞。

■■■ 黑豆蚯蚓湯

材料：黑豆衣、蚯蚓、獨活各10公克。

作法：三種材料加適量水一起煎取汁400毫升。

服法：分2次服飲。

功效：活血通絡，除痺止痛。適用於血瘀痺阻型糖尿病性腦梗塞。

■■■ 海蜇馬蹄湯

材料：海蜇頭、生馬蹄（荸薺）各60公克。

作法：海蜇頭漂洗去鹹味，再與馬蹄一起煮湯。

服法：不拘時飲用。

功效：養心益腦，滋陰潤燥。用於糖尿病性腦血管疾病。

■■■ 獨活烏豆湯

材料：獨活15公克，烏豆100公克，米酒適量。

作法：三種材料加水3～4碗，煎取1碗汁，去渣。

服法：佐餐食用。

功效：祛風通絡。適用於糖尿病性腦梗塞絡脈空虛、風邪入侵者。

 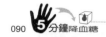

（五）糖尿病皮膚搔癢症降血糖藥膳

糖尿病併發的皮膚損害，最常見的是皮膚搔癢症。它可能出現在糖尿病症狀發生前，也可能出現在糖尿病症狀發生後。泛發性皮膚搔癢症多見於老年性糖尿病患者；外陰搔癢症則多見於女性糖尿病患者。當外陰、肛門出現皮膚搔癢時，應考慮到罹患糖尿病的可能性。

在糖尿病得到控制時，皮膚搔癢症也容易痊癒，但對症止癢、合理飲食調養等輔助治療仍為不可忽視的措施。

糖尿病併發皮膚搔癢症在中醫稱為「癢風」、「風搔癢」。本症多由於糖尿病日久，血分有熱，氣血虛弱，肌膚失養；或因血虛生風，不得外泄所致。

■■■ 纓莧薏仁粥

材料：蘿蔔纓、馬齒莧、薏仁各30公克。

作法：蘿蔔纓、馬齒莧、薏仁洗淨，加適量水，煮成粥。

服法：每天食用1次，1個月為一療程。

功效：清熱祛風，涼血潤燥。適用於糖尿病皮膚搔癢症風熱血燥者。

■■■ 槐花粥

材料：生槐米、土茯苓各30公克，粳米60公克。

作法：生槐米與土茯苓加水煎成2碗，取汁與粳米一起煮成粥。

服法：當作晚餐食用。

功效：清熱利濕，解毒止癢。適用於糖尿病皮膚搔癢症濕熱熾盛者。

■■■ 薄荷綠豆藕

材料：綠豆20公克，鮮藕300公克，鮮薄荷葉3片，調味品適量。

作法：1.鮮藕洗淨，去皮。綠豆浸水泡軟。

2.綠豆填入藕孔內，蒸熟後切片。薄荷葉切碎，撒在藕片上，加調味品後涼拌。

服法：佐餐食用。

功效：清熱涼血，祛風。適用於糖尿病皮膚搔癢症血熱生風者。

■■■ 芹菜豆腐

材料：芹菜20公克，豆腐30公克，鹽適量。

作法：芹菜洗淨，切碎，與豆腐共煮熟，加鹽調味即成。

服法：每天1次，佐餐食用。

功效：清熱解毒。適用於糖尿病皮膚搔癢症熱毒熾盛者。

■■■ 甲魚黑豆煲

材料：甲魚1隻，黑豆30公克。

作法：甲魚去腸雜洗淨，與黑豆一起煲爛即成。

服法：飲湯並吃甲魚、黑豆，每天1劑。

功效：祛風養血，潤燥。適用於糖尿病皮膚搔癢症風盛血
　　　燥者。

■■■ 紅棗髮菜燉鴿

材料：鴿子1隻，髮菜10公克，紅棗5枚，鹽適量。

作法：鴿子去毛及腸雜，與紅棗、髮菜共燉，加鹽調味。

服法：每天1劑，連用7～10天。

功效：補血養血，祛風止癢。適用於糖尿病皮膚搔癢症血
　　　虛生風者。

■■■ 三黑湯

材料：黑豆30公克，黑芝麻、黑棗各9公克。

作法：三種材料一起煮湯。

服法：每天1劑，連用8～10天。

功效：滋陰清熱，潤燥祛風。適用於糖尿病皮膚搔癢症陰
虛燥熱者。

■■■ 桑果湯

材料：桑葚30公克，百合30公克，青果9公克。

作法：三種材料一起煎湯。

服法：每天1劑，分2次溫服，連續服用10～15天。

功效：潤燥止癢。適用於糖尿病皮膚搔癢症血虛風燥者。

■■■ 金針蚌肉湯

材料：蚌肉30公克，金針菜15公克，絲瓜絡10公克，鹽適
量。

作法：蚌肉洗淨，與金針菜、絲瓜絡共煎湯，加鹽調味。

服法：每天1劑，連用10～12天。

功效：清熱涼血。適用於糖尿病皮膚搔癢症血熱者。

■■■ 海帶排骨湯

材料：海帶50公克，豬排骨200公克，鹽適量。

作法：海帶洗淨，豬排骨切塊，一起放入鍋中加適量水煮爛熟，加鹽調味。

服法：1天分2次食畢，隔日1劑。

功效：益腎潤燥止癢。適用於糖尿病皮膚搔癢症腎虛者。

■■■ 冬瓜菊芍湯

材料：經霜冬瓜皮20公克，黃菊15公克，赤芍12公克。

作法：三種材料一起水煎，取汁飲用。

服法：每天1劑，分2次溫服，連服8～10天。

功效：疏風清熱，涼血止癢。適用於糖尿病皮膚搔癢症風熱熾盛者。

■■■ 泥鰍湯

材料：泥鰍30公克，大棗15枚，鹽適量。

作法：泥鰍洗淨，與大棗一起煎湯，加鹽調味。

服法：每天1劑，加餐用，連用10～15天。

功效：養血祛風。適用於糖尿病皮膚搔癢症血虛生風者。

■■■ 豬胰荔枝湯

材料：豬胰1個，荔枝乾14個，冰糖、鹽適量。

作法：豬胰洗淨，切成小塊，炒熟。荔枝乾去皮去核，與
　　　　豬胰一起加鹽共燉。

服法：每天1劑，分2次頻頻飲用，2週為一療程。

功效：益氣養血，止癢。適用於糖尿病皮膚搔癢症氣血雙
　　　　虧者。

5分鐘
藥酒降血糖法

藥酒既是香醇的美酒,又是用來防治病症的良方。

哪些藥酒可以降血糖?

在選材和配製上又有哪些技巧?

這些不可不關注的問題,

只要抽出5分鐘翻開本章便可知曉。

■■■ 草莓酒

材料： 鮮草莓（將成熟為佳）500公克，橘子1個，白砂糖100公克，白酒1升。

作法： 1. 草莓輕輕洗淨，去蒂，瀝乾，小心不傷果實。橘子剝皮，切圓片。

2. 草莓放進酒器，加入砂糖和橘片，加蓋浸泡。

3. 3週後草莓脫色，取出草莓和橘片，即可飲用。草莓可搗爛，加白糖、蜂蜜，熬成果醬。

服法： 每天2次，每次服10～20毫升。

功效： 補氣健胃，生津止渴，利尿止瀉。適用於夏季暑熱煩渴、腹瀉、小便頻數、消渴尿多，以及消除疲勞，增進食欲，兼有美容效果。

■■■ 鳳眼草酒

材料： 鳳眼草100公克，黃酒1升。

作法： 鳳眼草製為粗末，以紗布包好，浸入黃酒內，密封放置。每天搖晃1次，10天後即可。

服法： 每天2次，每次服15～20毫升。

功效： 清熱燥濕，祛風涼血。適用於糖尿病、腸風便血、濕熱帶下等。

■■■ 脂棗酒

材料：紅棗250公克，羊脂25公克，糯米酒1.5升。

作法：紅棗洗淨，煮軟後去水，加入羊脂和糯米酒一起
煮沸。待冷後，置於容器中，密封。浸泡3天後，
去渣即成。

服法：每天2次，每次服15毫升。

功效：補虛健脾。適用於糖尿病、久病體虛、食欲不振。

■■■ 洋蔥酒

材料：新鮮洋蔥1～2個，葡萄酒500毫升。

作法： 1.洋蔥洗淨，剝去老皮，切成八等分半圓形。

2.洋蔥裝入盛紅葡萄酒的瓶中，密封，放置陰涼
處5～7天即可飲用。

服法：每天1～2次，每次服30～50毫升，與浸過酒的洋蔥
一起食用效果更佳。

功效：降血壓，降血糖，增強免疫力。適用於糖尿病、高
血壓、動脈硬化等患者的康復保健，安神助眠，預
防老花眼，對老年便祕和夜尿頻數也有療效。

■■■ 枸杞酒

材料：枸杞125公克，甘菊花10公克，麥冬25公克，糯米
　　　　2公斤，酒麴適量。

作法：枸杞、甘菊花、麥冬同煮至爛，加入糯米和酒麴，
　　　　按常法釀酒。酒熟後去糟。

服法：每天2次，每次飯前服20毫升。

功效：補腎益精，養肝明目。適用腎虛消渴、視物模糊、
　　　　陽萎遺精、腰背疼痛、足膝酸軟、肺燥咳嗽。

■■■ 菟絲子酒

材料：菟絲子、山萸肉各50公克，芡實30公克，低度白酒
　　　　500毫升。

作法：菟絲子、山萸肉、芡實搗碎，同置於容器中，加入
　　　　白酒，密封。浸泡5～10天後，過濾去渣即成。

服法：每天3次，每次服15～30毫升。

功效：補腎，養肝，固精。適用於腰膝酸痛、遺精、消
　　　　渴、尿有餘瀝等。

■■■ 二參酒

材料：生黃芪、生地黃、元參、丹參各30公克，葛根、蒼朮各15公克，天花粉、山萸肉各20公克，低度白酒600毫升。

作法：8種藥材搗碎後置於容器中，加入白酒，密封，浸泡7天後，過濾去渣即成。

服法：每天3次，每次服15～30毫升。

功效：益氣，養陰，活血。適用於氣陰兩虛型糖尿病。

■■■ 雙地雙冬酒

材料：生地黃、熟地黃、天冬、麥冬、山藥、紅棗、蓮子（去心）各20公克，白酒1升。

作法：7種藥材研製成粗末，置於容器中，加入白酒，密封放置。每天搖晃1次，浸泡15天後，過濾去渣取藥酒即成。

服法：每天2次，每次服30毫升。

功效：滋腎養心，健脾和胃，安神志，烏鬚髮。適用於糖尿病、精神委靡、消渴便祕、失眠健忘、食欲不振、頭暈目眩、潮熱盜汗、鬚髮早白等。

■■■ 石斛參地酒

材料： 川石斛、天花粉各30公克，麥冬24公克，生地黃、元參各50公克，生山藥、黃芪各60公克，蒼朮、葛根各20公克，鹽知母、鹽黃柏各15公克，低度白酒1.5升。

作法： 11種藥材搗碎後，置於容器中，加入白酒，密封放置。浸泡5～7天後，過濾去渣即成。

服法： 飲用時按1：1比例摻入蜂蜜糖水混勻。每天服2～3次，每次服30～60毫升。

功效： 滋陰清熱，生津潤燥。適用於糖尿病燥熱傷陰型。

■■■ 雪梨酒

材料： 雪梨500公克，白酒1升。

作法： 雪梨洗淨，去皮、核，切成0.5公分立方的小丁，放入酒罈內，加入白酒，加蓋密封放置。每隔2天攪拌1次，浸泡7天即成。

服法： 隨意飲用。

功效： 滋陰潤肺、降糖止咳。適用於糖尿病併發氣管炎肺陰虛者。

■■■ 二地菊花酒

材料：地骨皮、生地黃、甘菊各50公克，糯米1.5公斤，
　　　　酒麴（壓細）適量。

作法：1. 地骨皮、生地黃、甘菊一起加水煎煮，取汁。

　　　　2. 糯米浸泡後瀝乾，蒸熟，待冷後加入藥汁、酒
　　　　　麴，攪拌均勻，置於容器中，密封保溫放置，
　　　　　令發酵釀酒。酒熟後去渣即可。

服法：每天3次，每次適量飲服。

功效：滋陰補血，清熱明目，延年益壽。適用於消渴、身
　　　　體虛弱、視物不明等。

■■■ 芝麻核桃酒

材料：黑芝麻、核桃仁各25公克，白酒500毫升。

作法：黑芝麻、核桃仁放入酒罈中，倒入白酒，拌勻，上
　　　　蓋封嚴。每隔2天攪拌1次，浸泡15天即成。

服法：每天服2次，每次15～20毫升。

功效：補腎納氣、平喘止咳、潤腸通便。適用於腎虛型糖
　　　　尿病併發氣管炎。

■■■ 桑白皮酒

材料：桑白皮200公克，米酒1升。

作法：桑白皮切碎，放進酒器中，倒入米酒，封口置於陰涼處。每天搖晃1～2次，7天後開封即成。

服法：每天3次，每次服15～20毫升。

功效：降糖瀉肺、平喘止咳。適用於糖尿病併發氣管炎肺熱咳喘者。

5分鐘
藥茶降血糖法

許多糖尿病患者本來就口渴多飲，

喝一杯藥茶，既解渴又能降血糖。

這些藥茶如何取材及製作？又有哪些功效呢？

打開本章，你只需5分鐘便能了解……

■■■ 天花粉茶

材料：天花粉125公克。

作法：天花粉研製成粗末，每天取15～20公克，沸水沖泡，悶數分鐘即成。

服法：每天代茶頻飲，久服效果明顯。

功效：清熱，生津，止渴，主治消渴、身熱、煩滿、大熱，補虛安神。適用於糖尿病肺胃燥熱者。

■■■ 田螺茶

材料：田螺10個。

作法：田螺泡水半日，去泥沙，加清水煮湯。

服法：代茶飲用。

功效：清熱止渴。適用於糖尿病消渴多飲患者。

■■■ 柿葉茶

材料：柿葉10公克。

作法：柿葉洗淨，切碎，曬乾，以沸水沖泡。

服法：代茶飲用。

功效：清熱涼血。適用於上消型糖尿病口渴多飲症。

■■■ 皋蘆葉茶

材料： 鮮皋蘆葉100公克。

作法： 皋蘆葉洗淨，切碎，水煎取汁。

服法： 每天代茶頻飲。

功效： 清熱解渴，除煩消痰。適用於糖尿病患者頭痛心煩、口渴多飲症。

■■■ 竹梅茶

材料： 玉竹、北沙參、石斛、麥冬各9公克，烏梅5枚。

作法： 5種藥材共碾製成粗末，加適量水一起煎湯。

服法： 代茶飲用。

功效： 養陰潤燥、生津止渴。適用於上消型、中消型糖尿病及熱癘傷陰煩渴、夏季汗多口渴多飲等。

■■■ 生地石膏茶

材料： 生地黃30公克，石膏60公克。

作法： 打碎石膏，與生地黃同入鍋中煎湯。

服法： 代茶飲用。

功效： 清熱滋陰解渴。適用糖尿病口渴多飲、多食善飢。

■■■ 百解茶

材料：百解60公克。

作法：百解碾製成粗末，煎湯。

服法：代茶頻飲。

功效：清熱生津，止渴，解毒。適用於夏季預防中暑及消渴多飲、多尿症等。

■■■ 石斛茶

材料：鮮石斛30公克。

作法：石斛切片，沸水沖泡。

服法：代茶飲用。

功效：滋陰養胃，清熱生津。適用於糖尿病消渴多飲、消穀善飢、多尿及暑熱口渴等。

■■■ 白參茶

材料：白參3～6公克。

作法：白參切片，以沸水沖泡。

服法：代茶飲用。

功效：適用於糖尿病燥熱傷津、肺胃燥熱而口渴、多飲。

■■■ 參冬茶

材料：北沙參、麥冬、生地黃各15公克，玉竹5公克。

作法：4種藥材碾製成粗末，加入適量水，一起煎湯。

服法：代茶飲用。

功效：益胃生津。適用於上消型糖尿病及熱病傷陰煩渴、多飲等。

■■■ 蠶繭茶

材料：蠶繭50公克。

作法：蠶繭剪開，去蛾蛹，加水煎湯。

服法：代茶飲用。

功效：涼血止渴。主治糖尿病口渴多飲、尿頻量多、尿糖持續不降者。

■■■ 烏梅茶

材料：烏梅50公克。

作法：取烏梅以沸水沖泡。

服法：代茶頻飲。

功效：生津止渴。適用於陰虛煩渴型糖尿病患者。

■■■ 枸杞五味子茶

材料：枸杞10公克，五味子3公克。

作法：枸杞與五味子一起以沸水沖泡，蓋上略悶即成。

服法：代茶飲用。

功效：生津止渴，益氣補陰。適用於糖尿病消渴多飲、多尿，或夏日傷暑汗多、心煩口渴。

■■■ 薑鹽茶

材料：生薑2片，鹽4.5公克，綠茶葉6公克。

作法：薑、鹽、綠茶葉加水1升，煎湯。

服法：代茶飲用，可分數次服飲。

功效：清熱生津，潤燥滋腎。適用於糖尿病患者口渴多飲、煩躁多尿。

■■■ 糯稻稈茶

材料：糯稻稈10公克。

作法：糯稻稈切碎，炒焦，以紗布包好，沸水沖泡。

服法：代茶飲用。

功效：收斂止渴。主治糖尿病口渴多飲、多尿等。

■■■ 生津降血糖茶

材料：青果5個，金石斛6公克，甘菊6公克，竹茹6公
克，麥冬9公克，桑葉9公克，鮮藕片10片，黃梨
2個，荸薺5個，鮮蘆根2支。

作法：所有材料一起加水煎，約30分鐘即成。

服法：代茶頻飲。

功效：生津止渴，潤燥。適用於糖尿病陰虛熱燥型患者。

■■■ 苦瓜茶飲

材料：鮮苦瓜1條，綠茶30公克。

作法：1.苦瓜上端切開，去瓤，裝入綠茶，再將苦瓜接
合，懸掛於通風陰涼處。

2.待苦瓜陰乾後，洗淨外部，擦乾，連同茶葉切
碎，混勻。

3.每次取6～10公克，水煎，或以沸水沖泡，蓋
嚴溫浸半小時即成。

服法：代茶頻頻飲用。

功效：祛暑清熱，止渴生津，降血糖。適用於糖尿病口渴
多飲、多食、多尿明顯者。

■■■ 冬瓜飲

材料：冬瓜100公克。

作法：冬瓜加水煮熟，絞取汁。

服法：每天3次服飲。

功效：清肺胃熱，止渴。適用於肺胃熱盛型糖尿病口乾口渴者。

■■■ 竹茹烏梅飲

材料：竹茹30公克，烏梅6公克，甘草3公克。

作法：烏梅打碎，與竹茹、甘草一起加水煎湯取汁。

服法：每天1劑服飲。

功效：本飲有清胃止嘔、生津止渴的作用。適用於胃熱嘔逆、暑熱煩渴等。

■■■ 豌豆苗飲

材料：鮮豌豆苗50公克。

作法：豌豆苗加水煎煮湯。

服法：每天1劑，頻頻飲用，久服有效。

功效：清香止渴。適用於糖尿病煩渴引飲、尿濁量多等。

■■■ 瓜皮紅豆飲

材料：冬瓜皮、西瓜皮、白茅根各20公克，玉米鬚15公克，紅豆90公克。

作法：5種材料一起加水煎湯。

服法：每天1劑，分3次頓服。

功效：清熱，止渴，利水。適用於暑熱傷津、肺胃燥熱、煩渴引飲（多飲）及肥胖等糖尿病患者。

■■■ 桃樹膠飲

材料：桃樹膠20公克，玉米鬚50公克。

作法：桃樹膠與玉米鬚一起加水煎湯。

服法：代茶頻飲，久服有效。

功效：和血益氣，止渴。適用於糖尿病的多飲、多尿症。

■■■ 雙青茶

材料：青柿葉、青荷葉、山楂、烏梅、麥芽各10公克。

作法：5種材料一起加水煎約40分鐘即成。

服法：每天代茶飲用。

功效：去脂，降血糖，止渴。適用糖尿病合併高血脂症。

■■■ 五汁飲

材料：鮮葦根、荸薺、麥冬、梨、藕各適量。

作法：葦根、麥冬洗淨，壓汁去渣。荸薺、梨、藕洗淨，去皮榨汁。將各汁混合，涼飲，或隔水燉溫服。

功效：清熱養陰，生津潤燥救液。適用於糖尿病燥熱灼傷肺胃、煩渴不止、咽乾多飲等。脾虛便溏者慎用。

■■■ 山楂荷葉茶

材料：山楂15公克，荷葉20公克。

作法：山楂與荷葉共製成粗末，一起水煎。

服法：代茶頻飲。

功效：消暑止渴，降血糖，降血壓，降血脂，消腫。適用於伴有高血壓、高血脂症的糖尿病患者。

■■■ 葫蘆茶

材料：亞腰葫蘆（乾品，去子）30公克。

作法：亞腰葫蘆加水煎，約30～40分鐘即成。

服法：每天1劑，代茶飲用。

功效：降血糖。適用於糖尿病患者的輔助治療。

■■■ 二根飲

材料：天花粉、麥冬、蘆根、白茅根各30公克，生薑6公克。

作法：5種藥材一起放入砂鍋，加水煎湯取汁，去渣。

服法：代茶飲用。

功效：清熱生津，潤燥止渴，適用於糖尿病患者胃熱口渴、肺熱燥咳、熱病傷津、口渴多飲、消渴多尿。

■■■ 石榴葉茶

材料：鮮芭樂葉500公克。

作法：芭樂葉洗淨，切碎，加水煎約20分鐘即成。

服法：每天代茶頻飲。

功效：降血糖。適用於輕型糖尿病患者。

■■■ 菝葜葉茶

材料：鮮菝葜葉30公克。

作法：菝葜葉洗淨，切碎，水煎。

服法：代茶飲用。

功效：祛風利濕，降血糖。適用於糖尿病患者。

■■■ 十五味降血糖茶

材料：玉竹、麥冬各15公克，黃芪、通草各100公克，茯苓、乾薑、葛根、桑白皮各50公克，牛蒡根150公克，乾地黃、枸杞根、銀花藤、薏仁各30公克，菝葜24公克，黃白楮皮白皮根50公克。

作法：前14種藥材碾製成粗末。黃白楮皮白皮根洗淨，切細，水煎取汁，加入藥末，製作成茶塊（每塊約12公克），焙乾封存備用。

服法：每天取1～2茶塊，以沸水沖泡，代茶頻飲。飲時可加入適量鹽。

功效：清熱保津，益氣養陰。適用於糖尿病多飲、多食、多尿、形體消瘦、面色無華、短氣乏力、頭暈耳鳴、腰膝酸軟等。

■■■ 桑白皮茶

材料：桑白皮30公克。

作法：桑白皮洗淨，切絲，曬乾備用。用時取以煎湯。

服法：每天代茶飲用。

功效：降血糖，降血壓，利水。適用於伴有高血壓以及素體肥胖、痰濕水腫等的糖尿病患者。

■■■ 雙根茶

材料：山楂根、茶樹根、薺菜花、玉米鬚各10公克。

作法：山楂根、茶樹根碾成末，與薺菜花、玉米鬚水煎。

服法：代茶飲用。

功效：降血糖，降血脂，化濁利尿。適用於伴有高血脂症
　　　　和肥胖症的糖尿病患者。

■■■ 芹菜茶

材料：鮮芹菜500公克。

作法：芹菜洗淨，切碎，加水煎取汁。

服法：每天代茶飲用。

功效：降血壓，降血脂。適用於糖尿病合併高血壓、高血
　　　　脂症患者。

■■■ 玉米鬚茶

材料：玉米鬚30公克。

作法：玉米鬚洗淨，曬乾備用。需用時，以沸水沖泡。

服法：代茶頻飲。

功效：利尿泄熱，降血糖、尿糖。適用於糖尿病患者。

■■■ 山楂槐花茶

材料：山楂20公克，槐花10公克，葛根12公克。

作法：3種材料一起加水煎，約20分鐘即成。

服法：代茶飲用。

功效：清熱生津，涼血去脂。適用於糖尿病性心臟病伴有高血壓、高血脂症者。

■■■ 山藥茶

材料：山藥30公克。

作法：山藥切塊，加適量水煎煮，去渣取汁。

服法：不拘時代茶溫飲。

功效：潤肺補脾胃，益腎固腸。適用於糖尿病及老年多尿、脾腎氣虛、氣陰兩虧而無邪滯相兼者。

■■■ 山萸茶

材料：山萸肉12公克，五味子10公克，黃芪15公克。

作法：3種材料一起加水煎湯。

服法：代茶飲用。

功效：滋陰收斂。適用於糖尿病自主神經病變多汗症等。

■■■ 菟絲子茶

材料：菟絲子15公克。

作法：菟絲子碾碎，以紗布包好，放入杯中，沸水沖泡。

服法：代茶頻飲，可常服用。

功效：補腎益精，適用於肝腎陰虛的糖尿病患者。

■■■ 消渴飲

材料：生芭樂200公克，羅漢果煎液8.5毫升。

作法：芭樂打成糊狀後去核，加水稀釋為24％的果汁，同時加入羅漢果煎液，混勻後裝入容器內。

服法：每天分3次服飲。

功效：降血糖。適用於糖尿病患者。

■■■ 山藥黃連飲

材料：山藥15公克，黃連15公克。

作法：山藥與黃連加水同煎，去渣取汁飲用。

服法：每天1劑，頓服或分飲均可。

功效：補益氣陰，清熱解毒。適用於肺胃燥熱、肺腎陰虛的糖尿病患者。

■■■ 參杞飲

材料：枸杞10公克，首烏、決明子、山楂各15公克，丹參
　　　　20公克。

作法：5種藥材以小火水煎，取汁約1.5升，裝保溫瓶。

服法：當茶頻飲。

功效：滋補肝腎，降低血脂。適用於肥胖型糖尿病伴血脂
　　　　升高、肝腎陰虛者。

■■■ 枇杷根茶

材料：枇杷根100公克。

作法：枇杷根洗淨，切片，以水煎湯。

服法：每天代茶頻飲。

功效：清肺潤燥。適用於糖尿病患者。

■■■ 橘皮茶

材料：茶葉、乾橘皮各2公克。

作法：茶葉與乾橘皮以沸水沖泡即成。

服法：代茶飲用。

功效：止咳化痰。適用於糖尿病併發氣管炎肺脾兩虛者。

■■■ 苦菊鮮芹飲

材料：鮮芹菜250公克，鮮苦瓜60公克，菊花10公克。

作法：3種材料加水煎約20分鐘即成。

服法：每天1劑，代茶頻飲。

功效：清熱降糖，降壓消脂。適用於糖尿病性高血壓及肝陽上亢型患者。

■■■ 蘿蔔茶

材料：白蘿蔔100公克，茶葉5公克，鹽少許。

作法：茶葉以沸水沖泡5分鐘，取汁。白蘿蔔洗淨切片，置鍋中煮爛，加鹽調味，倒入茶汁即成。

服法：每天2劑，不拘時溫服。

功效：清肺化痰。適用於糖尿病併發肺熱型氣管炎者。

■■■ 橄欖蘿蔔茶

材料：橄欖400公克，蘿蔔500～1000公克。

作法：橄欖與蘿蔔一起水煎湯。

服法：每天代茶任意飲服。

功效：化痰止咳。適用於糖尿病併發氣管炎風熱犯肺者。

■■■ 冬花紫菀茶

材料：冬花、紫菀各3公克，茶葉6公克。

作法：3種材料一起以開水沖泡。

服法：每天代茶飲用。

功效：溫肺止咳平喘。適用於糖尿病併發氣管炎肺寒者。

■■■ 南瓜藤茶

材料：鮮南瓜藤1條。

作法：南瓜藤去頭，插瓶內一夜，早上取藤液沖泡開水。

服法：代茶飲用。

功效：健脾化痰，祛濕止咳。適用於糖尿病併發氣管炎脾
虛痰濕者。

■■■ 槐花枸杞茶

材料：枸杞10公克，槐花、茉莉花茶各3公克。

作法：3種材料一起放入保溫杯內，以沸水沖泡即成。

服法：每天代茶頻飲。

功效：滋補肝腎，降壓明目。適用於早期糖尿病視網膜病
變及肝腎陰虛型患者。

■■■ 枸麥茶

材料：枸杞、麥冬各15公克。

作法：枸杞與麥冬一起加水煎約20分鐘，或沸水沖泡。

服法：代茶常飲。

功效：益陰補腎通絡脈。適用於肝腎陰虛型糖尿病患者。

■■■ 菊槐決明茶

材料：菊花5公克，槐花5公克，決明子10公克，龍井茶葉3公克。

作法：4種材料以沸水沖泡即成。

服法：代茶頻飲。

功效：清熱明目降壓。適用糖尿病性高血壓眼底出血者。

■■■ 菊楂決明飲

材料：菊花6公克，生山楂15公克，決明子15公克。

作法：3種材料以沸水沖泡，蓋上悶半小時即成。

服法：每天代茶頻飲。

功效：平肝息風，降脂明目。適用於肝陽上亢的高血壓患者及早期糖尿病性視網膜病變患者。

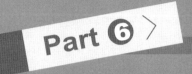

Part ⑥ >

5分鐘 運動降血糖法

適當的運動促進肌肉組織利用葡萄糖，

從而降低血糖和減少尿糖，並減少胰島素用量。

哪些運動可以調節血糖？運動時又要注意哪些事項？

掌握運動降血糖的智慧，盡在本章……

糖尿病患者經常進行運動，不但使體力增強、人體抵抗力增加，並促使情緒開朗、精神放鬆，消除大腦皮質的緊張狀態，有利於糖尿病好轉。至於體育運動方式應多種多樣，根據患者的年齡、性別、病情、生活環境、興趣愛好等具體制定。由於運動療法需要長期堅持才能達到治療目的，所以最好選擇運動強度容易掌握、有利於全身肌肉活動、能達到治療目的而又較不受時間、地點及設備限制的運動項目，才易持之以恆。最常見的有：健走、慢跑、健身操、太極拳、騎自行車、游泳等。其中以健走是最安全、簡便且易持久進行的運動，應列為首選。

■■■ 健走

這是一種療效確切、簡便易行的降血糖最佳運動，能促進血糖代謝，加速血液循環，無論預防或治療糖尿病都十分適合。健走可在飯後 1～2 小時進行，選擇在空氣清新的公園或林蔭道上，全身放鬆，身體重心落在腳掌前部。健走的運動量大小因人而異，由步行速度及步行時間所決定。一般來說，每分鐘步行40～70公尺為慢速，每分鐘步行70～90公尺為中速，每分鐘步行90～100公尺為快速。開始健走時可從中速進行，視情狀再逐漸增快速度。健走時間可從每次20分鐘開始，最好每天能達到30分鐘以

上較有效果，每週進行3次。距離則可從500公尺逐漸延長至1000公尺甚至1500公尺。除了行走平路上，途中也可穿插一些登臺階或走斜坡等的路段，患者應根據自己的實際情況調整適合自己的運動量。

根據健走的速度，可測算出熱量消耗多少。一般健走每公斤體重1小時的熱量消耗約為5～7大卡，以80公斤的成人來說，每小時大約消耗400～560大卡的熱量。如果每天健走1小時，持續1個月，在不增加進食總量的情形下，可減輕體重約1.5～2公斤。

■■■ 慢跑

這是一種中等強度的運動項目，它的運動強度大於健走，適合於有一定運動基礎、年紀較輕、身體狀況較佳的糖尿病患者。其優點是不需要任何運動器械，不受時間、地點的限制，而且運動效果明顯。至於缺乏運動基礎的糖尿病患者，最好先採行健走，然後再過渡到走跑交替階段（間歇跑），使身體能有適應的過程，最後再進行慢跑運動。慢跑時，雙臂要擺動，與呼吸節律相配合，並以全腳掌著地，輕鬆自然地進行。

■■■ 氣功

　　氣功是是藉由呼吸、意念及形體運動等自我調節身心
狀態的活動，達到防治疾病的目的。近年來，從現代醫學
角度也證實氣功對糖尿病有良好的治療作用。氣功能疏通
經絡、宣導津液、導氣和血、益氣生津、平衡陰陽、雙向
調節、扶助正氣、祛邪療疾，使人精神內守、情緒穩定，
不僅增強體質，還可調整代謝，降低血糖。由於氣功不
要求短時間內劇烈運動，心率及耗氧量增加不明顯，集養
生、保健、醫療於一體。糖尿病是慢性全身性疾病，以老
年人居多，臨床上可採用氣功作為輔助治療的手段。

　　練習氣功時，必須掌握下列幾項要領：

①**鬆靜自然**→「鬆」即自己感到輕鬆愉快，使身體和
　精神放鬆，這是練功第一要領。「靜」即緘默無聲，
　與「動」相對應；「鬆」與「靜」則相輔相成，
　「鬆」常是「靜」的先行，而「靜」又可使「鬆」加
　深。但「靜」不宜過深，避免睡著或受涼。

②**意氣相合**→需要訓練一段時間後才能達到。練功時，
　以意念活動影響呼吸，漸漸使意念活動與氣息運行相
　配合，使呼吸隨意念活動緩慢進行。在鬆、靜的前提
　下，逐步將呼吸練習得自然、緩和、柔細、勻長。

③**動靜結合**→這是中國醫學理論體系的特點。動靜結合

才能相得益彰，達到調和氣血、平衡陰陽的作用。

④**上虛下實**→練氣功時上身放鬆，使意氣停留在下部。若下體充實，上體自然虛靈，頭腦清醒。所以練功時務必注意上虛下實，但以舒適為度，不過分勉強。

⑤**循序漸進**→練功時既要順其自然，又要耐心求進，持之以恆，循序漸進。持續訓練到一定時間和一定程度，自能成功。只有當體內正氣積聚到一定程度，才能發揮扶正祛邪的作用，血糖與尿糖才會降低。

糖尿病患者進行氣功療法時，還須注意以下事項：

①糖尿病一般都採用藥物治療，在加用或改用氣功療法的初期，不宜全部停藥，應隨練功水準提高，在醫生指導下逐漸減藥或停藥。

②糖尿病好轉後仍要持續練功，不過練功次數和時間可適當減少，這樣能鞏固療效、防止復發，益壽延年。

③糖尿病患者多數體質較弱，且多為中老年患者，練功時應以內養功為主，既可增加氣的生成，又可節省氣的消耗，有利於靜養正氣，扶正祛邪。切勿熱衷內氣外發功，進一步耗精傷氣，於病無益。

④練功時間不可過長，以舒適為度，並因人而異。一般每次20～30分鐘，隨病情好轉、體質增強，再適當延長。飽食後不宜馬上練功，練功後也不宜馬上用餐，最好在飯後1小時練功，練功後休息半小時再用餐。

■■■ 游泳

　　游泳既是積極的健身運動，也是調節情緒的好方法。性格開朗、樂觀向上、心情愉快是健康長壽的重要心理因素，糖尿病患者最忌陷入意志衰退、情緒消沉、喪失對周遭事物及大自然的熱愛等情緒低落狀態，所以當糖尿病患者出現焦慮、憂鬱、浮躁、不安等壞情緒時，如果在夏季，且身體狀況許可，不妨經常游泳。

　　游泳時，划水和打水的動作能改善大腦對人體各系統的調節功能，有助於建立或維持健康向上的心理。此外，游泳時處於水流和波浪中，在身體表面產生摩擦和衝擊，對人體形成一種特殊的自然按摩作用，不僅可使人全身心放鬆，甚至會使人出現擁抱大自然、與大自然融為一體的喜悅陶醉的心情，因此糖尿病患者原有的憂愁、煩惱、悲觀、失望等不良情緒會一掃而光，轉而感到精神振奮，對生活也萌生幸福與自豪！

　　這種與大自然融為一體的幸福感與奮發向上、積極進取的心理狀態會激發人體潛在的抗病能力，對糖尿病患者的康復會產生重要而又深遠的影響。

■■■ 體操

這裡介紹一種較適合輕、中度糖尿病患者做的體操。

①並腿站立為預備姿勢。先深蹲下，吸氣；然後還原，呼氣。重複6～8次（若練習時膝關節或其他關節發出喀嚓聲，可改為半蹲姿）。

②分腿站立為預備姿勢。雙手握木棒，在腹部做順時針方向滾動。重複5～6次。

③坐在椅上，雙臂側平舉為預備姿勢。先上舉右手，上身左側屈；然後上舉左手，上身右側屈。兩側各重複5～6次。

④坐地，雙腿分開為預備姿勢。上身先慢速向右側屈，雙手碰踝部，同時呼氣；然後還原，同時吸氣。再以相同步驟換向左側屈體。兩側各重複4～5次。

⑤並腿仰臥為預備姿勢。先上舉右腿，伸直腿向內外兩側做環繞旋轉；然後上舉左腿做同樣動作。兩腿交替練習，重複5～6次，呼吸均勻。

⑥俯臥，兩臂撐地為預備姿勢。先提臀，上身後移，腰腹部下垂，緊靠膝部，猶如「貓聳」姿勢；然後還原成預備姿勢。重複8～10次，間歇15～20秒。

■■■ 牽拉

　　適度運動是幫助糖尿病患者控制病情和康復的關鍵，每天牽拉可增加肌肉及關節的柔韌性，緩解肌肉緊張度。牽拉運動的原則是：患者宜緩慢、平穩地進行，儘量放鬆，不要忘記呼吸均勻，避免跳上跳下；只要不產生痛感，就盡可能地做，動作至少持續8～10秒鐘。

　　適合糖尿病患者的牽拉運動如下：

（1）小腿牽拉運動

　　面對牆，距牆約30公分遠，雙腿分立，一腿在前一腿在後，腳趾都筆直朝向前方，且保持腳掌前後著地。然後前腿膝蓋彎曲，身體緩慢前傾，將前臂靠在牆壁上，後腿的腳後跟緊貼地面；隨後換另一腿重複此動作。

（2）股四頭肌（大腿前側）牽拉運動

　　站在牆前或桌前，雙腿站直或略微彎曲。一腿離地向後彎曲，並以同一側的手握住這腿的踝部，另一隻手則扶著牆或桌以維持身體能站穩；接著手將後彎腿的足部向上拽起，令腳後跟靠向臀部，抓緊，然後鬆手，還原站姿。隨後換另一腿重複此動作。

（3）股二頭肌（大腿後側）牽拉運動

　　仰臥，雙腿屈膝，腳掌著地。抬起一腿，以雙手抱住繼續抬高下肢，儘量拉直、鬆開，再拉直、再鬆開；隨後

換另一腿重複此動作。

（4）背部及臀部牽拉運動

坐在地上，一腿伸直，另一腿屈膝並跨過伸直的腿，使其足底著地且緊貼直腿的膝外側，呼吸同時上半身緩慢地向直腿那一側轉身，直到轉頭往身後看，保持肩部鬆弛，頰部水平；移動屈腿同一側的手使肘部伸直緊靠在屈腿的小腿內側，拉直身體，然後緩慢鬆開。將雙腿伸直休息一下，隨後牽拉另一側。

（5）背部下端牽拉運動

仰臥，雙手抱雙膝於胸前，在將膝關節貼近胸部時，用力使背部下端緊貼地面，然後鬆開雙臂，放下雙腿。

（6）肩部及胸部牽拉運動

雙手向身後伸直，然後用力上抬雙臂，同時呼吸，再緩慢放下，鬆開。

（7）上肢牽拉運動

雙臂舉至頭部以上，兩手掌心朝上疊起握緊，用力向上舉臂。

（8）頸部牽拉運動

頭部居中，先雙眼朝下看，使頭部下彎，然後還原；再來雙眼向上看，使頭部上仰，然後回復居中；接著雙眼看向右側肩，使頭部右轉，然後還原；而後雙眼看向左側肩，使頭部左轉，然後回復居中。緩慢地重複上述動作。

■■■ 騎自行車

　　戶外騎自行車可選擇風景優美、空氣清新的場所，這能促使心情愉快。運動強度由自己掌握，以不過分勞累為度。騎自行車這樣的有氧運動，提高體內的血液循環，同時又增強了免疫力，對血糖自我調節有極好的作用，比起部分服藥效果甚至還要更好。

■■■ 室內運動

　　室內運動適合於糖尿病合併有多種併發症的患者，或是身體較虛弱及住院治療的糖尿病患者。他們可做一些活動幅度相對較小的運動，如健身操、床上運動或蹲下起立、伸展上下肢等動作。

　　不過患者需要注意，如果是很長時間極少運動或根本不運動的人，一開始運動的適宜時間是5分鐘，每天可運動多次，累計時間為30分鐘即可。

5分鐘
西藥降血糖法

糖尿病治療有賴於飲食、運動和藥物治療互相配合。

藥物治療以口服降血糖藥和胰島素為主，

你了解常用降血糖藥物的種類和藥理作用嗎？

這些藥物的使用方法又是如何呢？

只需翻開本章5分鐘就可以明白！

（一）口服降血糖藥

■■■ 胰島素促泌劑

（1）磺醯尿素類

　　第一代磺醯尿素類藥物於1950年代開始用於臨床，如Tolbutamide和Chlorpropamide；第二代磺醯尿素類藥物於1960年代末用於臨床，至今仍廣泛應用，包括最早用於臨床的Glibenclamide，此外還有Gliclazide、Glipizide、Glucotrol（Glipizide的長效型）、Gliquidone、Glimepiride等。Gliquidone是唯一不從腎臟排泄的本類藥物，所以成為糖尿病併發腎臟病患者首選的降血糖藥物。

　　磺醯尿素類降血糖藥的主要作用機制，在於刺激胰島 β 細胞膜上的磺醯尿素受體，引起一系列生理效應，從而促進胰島 β 細胞釋出胰島素。其特點為：①降血糖作用強，平均能使糖化血色素下降1％～1.5％。②用藥過程中易出現嚴重的低血糖反應，特別是Glibenclamide，因為降血糖作用強而持久，更易發生。③長期應用易出現續發性失效及胰島 β 細胞衰竭。④有一定的肝、腎毒性。

　　磺醯尿素類藥物適用對象，一是非肥胖的第 II 型糖尿病患者，經飲食、運動治療後，血糖仍未達正常標準者；二是新診斷的患者，空腹時血糖大於200 mg／dl而小於

240 mg／dl者；三是空腹時血清C胜肽值較高，證明胰島β細胞還有較好儲備功能的患者；四是已經應用胰島素而每日用量在30單位以下者，可加用本類藥物。不宜用本類藥物的患者，包括第Ⅰ型糖尿病患者，以及第Ⅱ型糖尿病患者合併重症感染、酮酸中毒、高血糖高滲透壓非酮酸性昏迷、進行大手術、伴有肝腎功能不全、合併妊娠者。

第Ⅱ型糖尿病患者的胰島β細胞對食物中葡萄糖的刺激反應減弱，不能及時分泌足量的胰島素來降低血糖，但如在餐前服用磺醯尿素類藥物則能改變此異常狀態，所以，磺醯尿素類藥物均應在餐前服用。

（2）新的胰島素促泌劑

此類藥物如Repaglinide。其作用機制類似磺醯尿素類降血糖藥，作用於胰島β細胞膜的特異性受體，促使胰島β細胞分泌胰島素。主要特點包括：①進餐時服藥，不進餐時不用服藥，特別適合飲食不規律者使用。②Repaglinide引起的胰島素分泌是葡萄糖依賴式，葡萄糖濃度低時，其促進胰島素分泌作用也降低，因而更接近於人體胰島素分泌。③單獨使用不增加低血糖發生的危險性，較適合老年人。④在肝臟代謝，極少量從腎臟排泄，適合腎功能不全患者使用。嚴重腎功能不全者要及時調整劑量。

■■■ 胰島素增敏劑

（1）雙胍類藥物

　　臨床應用有Phenformin和Metformin。服用Phenformin易產生乳酸中毒，而Metformin由於結構與Phenformin不同，發生乳酸中毒的機率明顯減少，因此在國內及許多國家，已禁用Phenformin，代以Metformin，而且Metformin還可明顯減少糖尿病患者發生大血管病變。如果沒有併發症，Metformin可作為治療第II型糖尿病的首選藥物。

　　雙胍類藥物的主要作用機制是促進受體與胰島素結合，增強人體對胰島素的敏感性，加強周邊組織攝取葡萄糖，減少肝醣輸出，減少腸道吸收葡萄糖。主要特點有：①單獨使用時，降血糖作用低於磺醯尿素類藥物。②不直接促進胰島素分泌，單獨使用不會導致低血糖。③可減輕體重。④降低總膽固醇及會導致心血管併發症的危險因子——低密度脂蛋白膽固醇和三酸甘油脂，升高具保護作用的高密度脂蛋白膽固醇，有利於預防心血管併發症。

　　雙胍類藥物常見不良反應為胃腸道反應，最嚴重的是乳酸中毒。在適用對象上，如第II型糖尿病患者（特別是肥胖者），於飲食、運動治療的基礎上血糖控制不理想，可首選雙胍類藥物。伴有血脂蛋白異常、高血壓、高胰島素血症或胰島素抵抗的第II型糖尿病患者，若單用磺醯尿

素類藥物失效，可加用雙胍類藥物。至於第Ⅰ型糖尿病患者，在應用胰島素治療過程中，若血糖波動較大，可加用雙胍類藥物以利穩定病情。因胰島素用量過大而產生胰島素抵抗的患者，加用雙胍類藥物可減少胰島素用量。

（2）Thiazolidinedione類藥物

Thiazolidinedione類藥物是近年來新開發的胰島素增敏劑，使用的有Rosiglitazone、Ciglitazone、Pioglitazone。其主要作用機制在於能明顯增強骨骼肌的葡萄糖氧化代謝，增加周邊組織對葡萄糖的攝取和清除能力，抑制肝臟的糖質新生作用，以及增加靶細胞膜上胰島素受體對胰島素的敏感性，減輕胰島素抵抗。

Thiazolidinedione類藥物的特點為：①顯著改善胰島素抵抗，使肝醣原輸出減少，葡萄糖利用增加。②不促進胰島素分泌，對胰島 β 細胞有保護作用。③能降低三酸甘油脂和游離脂肪酸，改善糖脂代謝。

Thiazolidinedione類藥物適用對象是其他降血糖藥物療效不佳的第Ⅱ型糖尿病患者──特別是有胰島素抵抗的患者，可單獨使用，也可與磺醯尿素類或胰島素聯合使用。本類藥物單獨使用就能發揮控制血糖的良好效果，而且作用持久，特別適用於伴有高胰島素血症或胰島素拮抗明顯的患者。至於主要的不良反應，包括潛在的肝損害、體重增加及血漿容量增加等。

■■■ α-葡萄糖苷酶抑制劑

目前臨床常用的 α-葡萄糖苷酶抑制劑為Acarbose和
Voglibose。本類藥物藉由競爭性抑制腸黏膜刷狀緣上的
α-葡萄糖苷酶活性，阻礙寡醣分解為單醣，延緩腸道對
醣類的吸收。

本類藥物的特點是：①明顯降低餐後血糖，長期使用
會降低空腹血糖水準。②不刺激胰島素分泌，單獨使用不
會引起低血糖。不過本類藥物降血糖作用較弱，以減少糖
吸收為主，因此很少單獨使用。

α-葡萄糖苷酶抑制劑可作為第Ⅱ型糖尿病患者的一
線用藥，尤其適用於空腹血糖正常而餐後血糖明顯增高
者。至於其主要不良反應為腹脹、腹瀉、便祕、噁心、嘔
吐、食欲不振等。

■■■ 口服降血糖藥的聯合用法

部分患者服用一種降血糖藥效果不好，就增加成兩
種，兩種若還不行再增為三種，結果血糖控制效果仍然不
滿意。這些患者常認為吃的降血糖藥種類越多，效果就越
好，其實這種看法必須糾正：如果服藥的種類太多了，加
上搭配不當，不僅療效不彰，反而會增加不良反應。

目前臨床應用的口服降血糖藥，主要有磺醯尿素類、Repaglinide、雙胍類、Thiazolidinedione類及 α -葡萄糖苷酶抑制劑等，其聯合使用的原則是：不同類別的降血糖藥可聯合使用，如磺醯尿素類加雙胍類，或雙胍類加 α -葡萄糖苷酶抑制劑，或 α -葡萄糖苷酶抑制劑加磺醯尿素類等，上述各類降血糖藥也都可與胰島素同時使用。但要注意的是，各類藥物都不宜與同類藥物加在一起使用，因為同時使用同一類藥物，藥效大多不能增加，增加的主要是它們的不良反應，而不是降血糖效果。比如部分患者使用Glibenclamide後降血糖效果不佳，又加用Glipizide；或是在使用Phenformin後效果不佳，又再加用Metformin，這都是錯誤的搭配，不但難以達到降低血糖的作用，還可能引起或加重胃腸道反應、乳酸中毒等併發症。還有部分患者在使用較大劑量的Glibenclamide後，不滿意控制血糖效果，又加服市售降血糖中成藥，卻不知這些成藥其實含有Glibenclamide，是這些成藥發揮降血糖作用的主要成分，加服這些成藥也就等於增加Glibenclamide的劑量，但Glibenclamide的量達到6片／日後，其降血糖作用就不再增強，不良反應卻可疊加，所以也是錯誤的搭配方式。

正確的搭配方式是選擇兩種作用機制不同的藥物來聯合治療，比較合理，必要時可採取三種藥物聯合治療，但不建議更多種類的降血糖藥物聯合使用。

目前常用的搭配方式有以下數種：

①**磺醯尿素類加雙胍類**→此種聯合用藥方式在治療第 II
型糖尿病患者時應用最普遍，也可在磺醯尿素類藥物
失效時選用。由於兩類的作用機制不同，聯合應用有
明顯的相加效果，對空腹及餐後血糖值均控制良好。
但二者合用時需注意兩個問題：一是因這兩類藥物
大部分由腎臟排泄（Gliquidone除外），因此合用時
會加重腎臟負擔，應注意監測腎臟功能。二是雙胍類
雖然單獨應用時不發生低血糖，但與磺醯尿素類合用
會增加低血糖的機率，因此一旦發生低血糖，應先減
少磺醯尿素類的用量。如二者合用後，餐後血糖值仍
控制不理想，可加用 α–葡萄糖苷酶抑制劑。

②**磺醯尿素類加 α–葡萄糖苷酶抑制劑**→二者的作用機
制不同，聯合應用也有相加效果。根據研究顯示，
α–葡萄糖苷酶抑制劑還能增加胰島素敏感性，更有
助於增加磺醯尿素類藥物的降血糖作用。

③**磺醯尿素類加Thiazolidinedione類**→Thiazolidinedione
類藥物的降血糖作用具有胰島素劑量依賴性，而磺醯
尿素類藥物正好能促進胰島素分泌，因此二者合用可
發揮相加作用。有研究顯示，Thiazolidinedione類能
改善糖尿病患者的脂質代謝，這有助於減輕磺醯尿素
類降血糖藥對心血管的不良反應。

④**雙胍類加α–葡萄糖苷酶抑制劑**→這種聯合用藥方式在糖尿病治療中應用也非常普遍。由於這兩類藥物有顯著的協同作用，能明顯降低糖尿病患者空腹和餐後血糖值，而且對於改善糖尿病患者的脂代謝紊亂也有一定的幫助。但二者合用時要注意，可能會增加胃腸道的不良反應。

⑤**Repaglinide加其他口服降血糖藥**→Repaglinide能刺激胰島素分泌，與雙胍類、Thiazolidinedione類合用，能產生協同作用。至於Repaglinide與α–葡萄糖苷酶抑制劑，儘管作用機制不同，但都在降低餐後高血糖，二者聯合治療的意義不大。

此外，胰島素促泌劑、胰島素增敏劑、α–葡萄糖苷酶抑制劑都可與胰島素聯合使用，特別是胰島素增敏劑與胰島素聯合使用，獲得的好處包括：有利於控制血糖；降脂，改善脂質代謝；減少高胰島素血症；減少低血糖發生；減少發生心血管併發症；減輕體重。

對於第Ⅰ型糖尿病患者，可在應用胰島素的基礎上，合用胰島素增敏劑或α–葡萄糖苷酶抑制劑，必要時還可三者合用。

表❶ Repaglinide併用其他藥物注意事項

併用藥物名稱	注意事項
糖尿病用藥 ①磺醯尿素類 ②雙胍類 ③Thiazolidinedione類 ④胰島素製劑	Repaglinide與胰島素及磺醯尿素類藥物併用時，曾有出現低血糖的報告，所以與上述藥物併用時，須考慮發生低血糖的可能性，宜慎重地從低劑量開始給藥。
其他增強或降低降血糖作用的藥 ①增強降血糖作用的藥：乙型交感神經阻斷劑（β受體阻斷劑）、水楊酸製劑、單胺氧化酶製劑、纖維酸類（高血脂症用藥）、Warfarin（抗凝血劑）等。 ②降低降血糖作用的藥：腎上腺素、腎上腺皮促素、甲狀腺激素等。	Repaglinide與左列藥物併用時，應留意這些藥物對其降血糖作用的影響。

（二）胰島素

　　如果檢查體內胰島素分泌逐漸減少，而口服藥物又失去作用，經確診血糖各項指標異常或病情加重，此時就需考慮每天注射胰島素來補充體內胰島素不足。注射胰島素是治療糖尿病的重要方法，至於每天應注射幾次、注射多少單位的胰島素，則需要專科醫師經過科學分析與計算來決定。

■■■ 胰島素的劑型

　　胰島素的種類可分為人、豬、牛3種。後兩種胰島素，是分別從豬和牛的胰腺中所提取的動物源性胰島素，和人類胰島素相比，不良反應較大，療效也較差，易產生胰島素抵抗，尤其是牛胰島素更易發生；人類胰島素並不是從人的胰腺中提取，而是利用對豬、牛胰島素進行改造，以及藉由大腸桿菌或發酵用的酵母菌運用DNA重組技術生產而來，它具有作用快、作用時間短、療效高、產生胰島素抵抗小、價格較貴等特點。目前市場上使用的人類胰島素主要來自於丹麥和美國。

　　若根據胰島素作用時間長短來分，目前臨床上常用的胰島素分為短效、中效及長效3種，皮下注射後起效時間

分別是20～30分鐘、1.5～4小時、3～4小時，其作用高峰時間分別為2～4小時、6～10小時、14～20小時，持續時間則分別為5～8小時、12～24小時、24～36小時。1996年又出現一種速效胰島素，起效時間較短效胰島素更快，注射後幾分鐘內即開始作用。從外表上看，短效胰島素清亮透明，中效或長效胰島素則呈乳白色霧狀。

■■■ 胰島素的給藥途徑

胰島素的給藥途徑分為注射胰島素（目前臨床上普遍採用的胰島素製劑）、口服胰島素（目前尚在研究中）和鼻用胰島素（將來可望應用於臨床上）。這裡主要介紹注射胰島素，又可分為以下數種途徑：

①靜脈注射→常作為急重症糖尿病搶救的給藥途徑。其適用對象包括：重症糖尿病酮酸中毒者；HCO_3^-低於10 mmol／L、pH＜7.35者；糖尿病酮酸中毒伴有神志模糊或昏迷者；糖尿病酮酸中毒伴有周邊循環衰竭、血壓下降、皮下吸收不良者；糖尿病高血糖高滲透壓非酮酸性昏迷者；有嚴重外傷、感染等併發症或外科手術前、中、後不能進食者。

②皮下注射→此種方式的臨床應用範圍很廣，除必須靜脈注射者外，其他人均可使用。

③**肌肉注射**→此種方式適用於輕、中度糖尿病酮酸中毒患者。這類患者採間斷肌肉注射胰島素的實際療效和療程與靜脈點滴胰島素相似，且肌肉注射的作用時間較靜脈注射來得持久，又不須監測滴流速度，因此這類患者可以間斷肌肉注射方式作為首選。

■■■ 自我注射胰島素的正確步驟

注射胰島素是治療糖尿病十分有效的方法，然而許多糖尿病患者卻拒絕應用。這其中的原因主要有兩點：一是他們錯誤地認為注射胰島素會成癮；另一點是認為注射胰島素必須由醫生、護士執行，一旦接受注射，就離不開醫生了，會很麻煩，這種看法其實也不正確。

糖尿病專科醫師當然希望患者開始應用胰島素時能住院觀察，以便較快調節好患者所需胰島素的劑量、種類等，但糖尿病是終生性疾病，患者不可能永遠住醫院裡，所以要求患者能自己注射胰島素。這點其實並不難做到，尤其筆型胰島素注射器「諾和筆」面世後就更容易了。

患者自己注射胰島素時，應掌握和注意以下階段：

①**抽取胰島素**→首先以75％酒精消毒胰島素瓶蓋。然後向胰島素瓶內注入略大於所需抽取胰島素劑量的氣體，以便準確抽取胰島素。若是注射混合胰島素，在

向胰島素瓶內注入空氣後，應先準確抽取短效胰島素的用量，然後一次性準確抽取中效胰島素或長效胰島素的所需劑量。抽好胰島素後，從中、長效胰島素瓶中拔出針頭，再抽點空氣形成小氣泡，接著將注射器上下翻動，以便混勻胰島素。下一步則將注射器針頭朝上直立，排出小氣泡。有很小的氣泡並無任何危害，不要因為排空氣而誤排失胰島素。

②**選擇注射部位並消毒**→注射方式採皮下注射，最佳注射部位為：前臂外側、三角肌處、大腿前部及外側、腹部及臀部。在不同部位注射，藥物吸收快慢也不同，以腹部吸收得最快，其次是臂部，再次是大腿和臀部。注射部位宜經常更換，可限定多個部位循環轉換使用；不應短時間在同一注射點多次注射，以防局部皮下組織吸收能力降低，不能完全吸收胰島素。若是注射魚精蛋白鋅胰島素時，更要勤換注射部位，以防止局部淋巴管堵塞影響吸收效果。選擇好注射部位後，要先用碘酒後再用酒精消毒局部。

③**注射方式**→以左手拇指和食指將皮膚夾住輕輕拉起，然後將已抽取胰島素的注射器針尖與皮膚成90度角注入，較消瘦的患者則讓針尖與皮膚成45度角注入。先試抽一下，如無回血，便將胰島素完全注入。最後要以消毒棉球壓迫注射處，並快速拔出針頭。

■■■ 注射胰島素的最佳時間

什麼時間最適宜注射胰島素，要依實際情況而定，飯前血糖值是決定胰島素使用時間的關鍵因素。通常胰島素在飯前15分鐘注射，如果患者的血糖值較高，就要在飯前45分鐘注射胰島素；如果患者的血糖值較低，則應該在就餐時注射胰島素。

美國糖尿病協會建議，根據飯前45分鐘的血糖值使用胰島素，有助於控制飯後血糖升高：如果飯前45分鐘的血糖值小於50 mg／dl，在吃飯時注射胰島素；若飯前45分鐘的血糖值是50～70 mg／dl，飯後注射胰島素；若飯前45分鐘的血糖值是70～120 mg／dl，飯前15分鐘注射胰島素；若飯前45分鐘的血糖值是120～180 mg／dl，飯前30分鐘注射胰島素；若飯前45分鐘血糖值大於180 mg／dl，飯前45分鐘注射胰島素。

■■■ 各種胰島素的使用方法

（1）短效胰島素

一般於三餐前或早、晚餐前皮下注射，但如酮酸中毒等某些情況下，也可採靜脈注射。在早、晚餐前注射2次。短效胰島素多和中效或長效胰島素配合使用。

（2）中效或長效胰島素

病情較輕的患者，可單獨於睡前或早餐前注射1次中效胰島素；某些第Ⅱ型糖尿病患者為控制空腹血糖值，可單獨於睡前注射1次中效胰島素。單獨使用長效胰島素效果不佳時，必須與短效胰島素聯合使用，病情較重者可將中效或長效胰島素與短效胰島素混合使用，於早餐或早、晚餐前皮下注射。中效或長效胰島素不能行靜脈注射。

（3）混合胰島素

使用前先將作用不同的胰島素混合（如短效胰島素與中效或長效胰島素混合），然後於早餐前或晚餐前注射的胰島素，稱為混合胰島素。使用混合胰島素時必須注意以下幾項問題：

①中效胰島素與短效胰島素混合，互相沒有反應，較容易估計短效胰島素與中效胰島素各自的作用高峰及持續、起效和開始作用的時間，強度取決於混合胰島素中的各自含量。

②短效胰島素與長效胰島素混合，二者的作用相互影響。每1單位的長效胰島素可使0.5～1單位的短效胰島素變為長效胰島素，因此二者的比例應為2:1，即長效胰島素的劑量不要超過短效胰島素的一半，同時估計二者混合後實際的作用高峰及持續時間。

③不同廠家生產的胰島素最好不要混合使用。

■■■ 胰島素與口服降血糖藥的聯合用法

第Ⅰ型糖尿病患者必須使用胰島素才能維持病情穩定，但其中部分患者對注射胰島素不敏感，當每日胰島素使用量超過40單位以上時，應適當加用雙胍類降血糖藥以提高胰島素敏感性，減少胰島素用量，且有利於病情穩定。但第Ⅰ型糖尿病患者禁用磺醯尿素類降血糖藥。

第Ⅱ型糖尿病患者藉由飲食控制、運動和足量的口服降血糖藥（如Glibenclamide 15 mg／日），仍不能將空腹血糖值降至140 mg／dl以下時，就應加用胰島素。此外，部分年齡在20～40歲的第Ⅱ型糖尿病患者，發病時空腹及餐後胰島素值較低，一般無肥胖史，但應用口服降血糖藥常效果不佳，也應積極用胰島素治療。其實這類患者中有的是病情較重的第Ⅱ型糖尿病患者，有的實際上是發病緩慢的第Ⅰ型糖尿病患者。至於肥胖的第Ⅱ型糖尿病患者應首先採用雙胍類和／或Acarbose，最好還應加強攝取食物纖維，必要時還可口服纖維製品配合飲食治療，強調減肥；如空腹血糖值大於140 mg／dl時，可聯合使用胰島素進行治療。

第Ⅱ型糖尿病患者開始進行胰島素治療時，宜首選聯合治療方案。也就是在原來足量口服降血糖藥（磺醯尿素類、磺醯尿素類加雙胍類，或肥胖型患者單用雙胍類）的

基礎上，加用睡前注射1次中效胰島素。如此一來，多數患者的空腹血糖值會迅速達到嚴格控制水準，又不致發生低血糖。空腹血糖值控制好，白天口服降血糖藥的降血糖效果也可改善。部分患者還須逐漸減少口服降血糖藥的劑量，如空腹血糖值小於180 mg／dl者。原則上中效胰島素劑量因人而異，可先給4單位，之後按空腹血糖檢測結果來調整。若患者只有空腹血糖控制不佳，適合採用這種方法。另外也可在三餐前加用少量短效胰島素。

■■■ 妥善處理胰島素不良反應

糖尿病患者若長期應用胰島素，難免會發生一些不良反應，所以患者應學會如何予以妥善處理。胰島素所引起的不良反應大致可分為全身反應和局部反應兩種。

（1）常見的全身不良反應

①**低血糖**→這是最常見的一種反應。大多由於胰島素使用量過大、進食過少或減少、用餐不按時，或由於運動、體力活動過多所致。一旦發生應注意有效預防，及時治療。

②**過敏反應**→如出現蕁麻疹、紫斑症、皮膚黏膜水腫、胃腸道反應、支氣管哮喘等，個別患者甚至發生急性肺水腫、過敏性休克等。此種反應較少見，主要是由

於胰島素製劑品質不純所致。症狀輕者服用抗組織胺藥物治療，症狀重者則給予口服類固醇或腎上腺素等。必須使用胰島素的患者，可調換高純度的胰島素製劑，或進行胰島素脫敏療法。

③**胰島素性浮腫**→多見於臉部、四肢，通常會自行消退，不須處理，少數嚴重的情況可短期使用利尿劑。

④**體重增加**→這也是較常見的反應。主要是由於患者害怕出現低血糖，或出現低血糖後，糖分攝取增加及消耗減少所引起。在處理上應嚴格控制飲食，增加體力活動量，調整好胰島素、飲食及運動三者之間的關係。也可加用雙胍類降血糖藥或食物纖維產品，以降低飲食量，增加飽足感，提高胰島素敏感性，減少胰島素的用量。

⑤**視力模糊**→多見於初治者，會隨血糖濃度恢復正常後迅速消失，不致形成永久性改變，不必配鏡矯正。

⑥**產生胰島素抵抗**→不少患者在胰島素治療過程中，產生抗體，導致所需劑量逐漸增大，形成胰島素抵抗。此種反應可藉由使用高純度製劑大幅減輕。

⑦**其他反應**→少數患者在開始治療時可能出現感覺異常，如下肢疼痛、蛋白尿增多等，但在糖尿病持續控制後就會好轉。

（2）常見的局部不良反應

①注射部位皮膚紅腫、發熱、發癢、起水泡，皮下有硬繭→常見於使用長效胰島素時，多在3～4週內減輕。主要是由於胰島素製劑不純引起，也可能由於使用從冰箱拿出的冷凍胰島素或酒精等消毒劑所致。經常改變注射部位或改用高純度胰島素製劑可預防這類不良反應。如局部出現廣泛和嚴重的皮膚病變，則參考上述出現過敏反應時的方法處理。

②皮下脂肪萎縮→皮下注射胰島素1週及以上，局部或其他部位可能出現皮下脂肪硬化，形成大坑。將高純度胰島素注入萎縮的脂肪邊緣能改善；經常更換注射部位或改用高純度胰島素，可預防此種反應發生。

③皮下脂肪纖維化增生→反覆多次注射胰島素，注射處易發生皮下脂肪增生。值得注意的是，許多患者由於在此種組織內注射胰島素痛覺降低，因此常採用同一部位注射，以致更易發生或加重。經常更換注射部位或採用高純度胰島素，可防止此種情形發生。

■■■ 外食場合的胰島素用法

糖尿病患者不可能永遠都在家裡用餐，當出差、交際應酬等情況下，就會面臨外食的場合。由於多數餐館供應

的菜餚所含脂肪量一般較高，如果患者決定要多吃，可採取額外或補償性地增加胰島素劑量，也就是在白天應用胰島素時僅需再進行一次性的調整，不要調整夜間劑量。一次性調整胰島素可按以下原則進行：

①提前增加胰島素劑量，額外增加2單位。

②補償性增加胰島素劑量，如血糖值在180 mg／dl以上，增加1單位短效胰島素；高於270 mg／dl，增加2單位胰島素。

■■■ 胰島素定型維持法

胰島素治療施行一段時間後，胰島 β 細胞得到休整，胰島功能有所恢復，此時可根據患者的血糖情況和胰島素用量，將患者的胰島功能進行定型分類。

胰島功能的類型分為以下數種：

（1）胰島功能暫時受損型

這類型的患者大多較為肥胖，其胰島功能大致正常，分泌功能只是暫時性受損，經過一段時間的胰島素治療後，胰島功能恢復，血糖水準恢復正常，不再需用胰島素治療。

（2）胰島功能持續受損型

這類型患者的胰島功能下降或衰竭，雖經過一段時間

的胰島素治療，胰島功能仍無法恢復，需長期使用胰島素替代治療。根據胰島 β 細胞損傷程度，又可將此種類型分為以下3種：

①輕型（**餐後高血糖型**）→這類患者的胰島 β 細胞尚有一定的功能，主要特性為：基礎胰島素分泌大致正常，所以空腹及夜間血糖值可控制在大致正常水準；但追加胰島素分泌不足，也就是餐後胰島素分泌不足，所以表現為餐後高血糖。其每日胰島素用量少於30單位，劑量可平均分配在三餐前。

②中型（**早餐後高血糖型**）→這類患者的胰島 β 細胞受損害重於輕型，主要特性為：基礎胰島素分泌大致正常，所以空腹血糖正常；但追加胰島素分泌不足，因此表現為餐後高血糖，特別是早餐後高血糖，而且很難控制。其每日胰島素用量少於50單位，劑量分配以早餐前最多，晚餐前次之，午餐前最少。

③重型（**晚餐後高血糖型**）→這類患者的胰島 β 細胞大致來說缺乏功能，自身胰島素分泌很少或基本上沒有。主要特性為：基礎及追加胰島素分泌均缺乏，空腹、餐後及夜間血糖值均高。其全天胰島素用量超過50單位，而且夜間也需要胰島素，所以劑量分配可分成4次，即除了三餐前注射胰島素之外，在臨睡前可再追加1次胰島素。

總之，胰島素用量要因人、因情況而定。所謂維持量期，也並非每天胰島素的使用就一點不變。當出現感染等應激情況，或飲食、運動有變化等，都要相應調整胰島素的用量。切記胰島素調整一定要以血糖值為依據，不能憑感覺，所以糖尿病患者每天都要至少4次測量血糖。

■■■ 強化胰島素降血糖法

這是指為達到血糖良好控制而需每天多次注射胰島素的治療方法，同時每天要4～7次監測血糖。強化胰島素治療可減少糖尿病慢性併發症發生，使視網膜病變減少70％，腎臟病變減少50％，神經系統病變減少60％，心血管病變減少30％。但強化胰島素降血糖法也有一定的不良反應，比如易發生低血糖，所以進行強化胰島素治療的患者要多次監測血糖；此外，還有可能導致發胖。

強化胰島素治療的適用對象包括：第Ⅰ、Ⅱ型糖尿病成年患者，有自理能力；青少年或年齡稍大的兒童，知道嚴格控制血糖的利與弊；準備懷孕的婦女或孕婦患有糖尿病者；由於腎臟病變需進行腎移植手術或已接受腎移植手術的患者。

下列患者則不應進行強化胰島素治療：曾經發生過嚴重低血糖或低血糖昏迷；小於7歲或大於70歲；有心血管

疾病或狹心症等的患者；因關節疾病運動不便或嚴重視力障礙者；日常有飲酒習慣或服用其他藥物而影響血糖控制者；沒有能力對血糖波動原因進行判斷分析者。

（1）第Ｉ型糖尿病患者的強化胰島素治療

第Ｉ型糖尿病患者的強化胰島素治療方案，可採取以下數種方式。

①一日3次法→早餐前應用短效和中效胰島素混合物，晚餐前應用短效胰島素，睡前應用中效胰島素。這種方式適用於夜間低血糖、早餐前有高血糖的患者。

②一日4次法→即三餐前應用短效胰島素，睡前應用中效胰島素。這種方式使用餐時有更大的靈活性，也可防止早餐前注射中效胰島素引起的下午胰島素作用高峰。每餐前的短效胰島素可以很好地控制餐後血糖值，進而使全天的血糖得到較好的控制。至於睡前胰島素，根據凌晨3點的血糖或空腹血糖值調整。

（2）第ＩＩ型糖尿病患者的強化胰島素治療

第ＩＩ型糖尿病患者的強化胰島素治療方案，一般可採取以下數種方式。

①一日4次法→與第Ｉ型糖尿病患者治療方案中的一日4次法相同。

②一日2次法→即早、晚餐前各注射1次中效和短效胰島素混合物，中效與短效的比例為70：30。

5分鐘
中藥降血糖法

化學合成的西藥難免存在著不良反應，

而中藥大多是天然植物，具有降血糖緩和平穩的特點，

還可用於防治多種併發症。

看本章便可了解哪些中藥具有降血糖效果！

■■■ 玉米鬚

為玉蜀黍的花柱及柱頭。其味甘，性平，歸肝、膽及膀胱經，具有清熱解毒、利水消腫、利膽退黃等功效。由於玉米鬚的化學成分包括脂肪油、揮發油、樹膠樣物質、樹脂、苦味糖苷、皂苷、生物鹼、穀固醇、豆固醇、蘋果酸、檸檬酸以及維生素C、K和泛酸等，能發揮利尿、降低血糖、利膽和止血、降低血液黏稠度、降血壓等藥理作用，臨床上應用於治療黃疸型肝炎、高血壓、糖尿病、慢性腎臟炎、腎病症候群、膽石症等。

民間利用玉米鬚治療糖尿病的中藥驗方，是取玉米鬚30公克、白茅根40公克，水煎取汁，每天1劑，分早、晚2次服飲。

■■■ 薏仁

為薏苡的成熟種仁，屬於利水滲濕類中藥。一般健脾宜炒用，也可以生用。其味甘，性微寒，歸脾、胃、肺經。現代醫學研究認為，薏仁含澱粉、蛋白質、脂肪油、不飽和脂肪酸、飽和脂肪酸、多種胺基酸，以及維生素B_1、鈣、磷、鐵等，藥理作用包括降血糖、抗炎、抗菌、誘發排卵、抗癌等。實驗發現薏仁水提取物能使動物的血

糖濃度顯著下降，據研究得知，薏仁的降血糖成分主要是多醣類。

薏仁為食療佳品，若以水煎服，一般用量為每次10～30公克，大劑量可用到每次60公克。民間糖尿病食療常利用到薏仁，此處提供4個驗方：

①取薏仁粉30公克，米50公克，一起煮粥食用，有健脾滲濕、利水消腫的功效，適用於治療糖尿病脾虛濕阻、口乾不思飲、腳氣水腫者。

②取生薏仁、山藥各60公克，柿霜餅24公克，米80公克，共煮為粥，有補脾益肺、養陰除煩的功效，適用於治療糖尿病肺、脾陰虧以致口舌乾燥、虛熱勞嗽、食欲不佳者。

③取炒薏仁30公克，紅豆、玉米鬚各15公克，共煮成粥食用，每天1劑，連用10天，有健脾利水、清熱解毒的功效，適用於治療糖尿病合併水腫濕重，以致面浮肢腫、心煩口渴者。

④取陳皮5公克，生薏仁30公克，乾荷葉60公克，生山楂肉15公克，一起曬乾或烘乾後，碾製成粗末，以沸水浸泡，代茶飲用，每天1劑，有理氣行水、降脂化濁的功效，適用於治療糖尿病合併高血脂症，脾虛氣滯、濕濁內生，出現心煩口渴、胸脅脹滿等症狀者。

■■■ 桑葉

為桑樹的乾燥葉片，屬於辛涼解表類中藥，其味甘、微苦，性寒，歸肺、肝經，有疏散風熱、清肝明目、清肺潤燥的功效。桑葉含蛻皮固酮、牛膝固酮、微量 β -穀固醇、維生素P、桑苷、異槲皮苷、多種胺基酸和酸類，還有銅、鋅、植物雌激素等。

根據國外報導，桑葉茶被譽為糖尿病的剋星，因為桑葉富含的維生素、胺基酸、醣類、植物纖維及無機鹽等，能抑制動脈血栓形成，抑制腸道內有害細菌繁殖，抑制對人體有害的過氧化物生成，降低血膽固醇和血糖。也有研究報導，桑葉所含的一種生物鹼，能抑制血糖升高，其主要作用是抑制蔗糖酶、麥芽糖酶、 α -澱粉酶、 α -葡萄糖苷酶的分解作用。

另有研究報導，從桑葉中提取的一種胜肽，不僅能刺激胰島素分泌，而且能減緩胰島素在周邊組織中的降解失去活性，從而可升高血液中胰島素的濃度而降低血糖。此外，桑葉中豐富的黃酮類物質和鈣、鉀、鐵等，也均有助於降低血糖。民間取桑葉15公克泡茶飲，每天1劑，連服飲30天後，能獲得顯著降血糖的效果。

■■■ 桑枝

　　為桑樹的新鮮或乾燥嫩枝。其味苦，性平，歸肝經，具有袪風除濕、通經活絡、利四肢關節的功效，能治療風濕痹痛。桑枝常與羌活、獨活、威靈仙、防己等中藥材合用，水煎內服，一般用量為15～30公克。從桑枝中提取 α-糖苷酶抑制劑製為成藥，可降低餐後血糖、空腹血糖和糖化血色素，有效預防並改善糖尿病併發症，不刺激胰島 β 細胞分泌胰島素，保護胰腺功能，也不影響肝臟、腎臟的功能。

■■■ 桑葚

　　為桑樹的果實。其味甘，性寒，歸心、肝、腎經，有滋陰補血、生津止渴、潤腸通便、明耳目、烏鬚髮、補益肝腎的功效，能降血糖，增強人體免疫力，調節和促進免疫功能，甚至延緩衰老。桑葚用於內服，入煎劑，常用劑量每次約9～15公克，臨床上常與麥冬、生地、天花粉等配伍用以治療糖尿病。

■■■ 桑白皮

　　為桑樹的根皮，屬於止咳平喘藥。其味甘，性寒，歸肺、脾經。桑白皮既能清肺熱、瀉肺火而平喘，又能肅降肺氣，通利水道而利尿消腫。近年來發現，桑白皮對糖尿病有良好的療效，從中提取出的多醣類能有效降血糖。國外學者曾從桑白皮中分離出一種蛋白多醣，具有降血糖活性，並且一次給藥能維持降血糖活性24小時。另外據報導，取桑白皮12公克、枸杞15公克，水煎服飲，有助於治療糖尿病。

■■■ 冬葵子

　　為錦葵科植物冬葵的種子，屬於利水滲濕類中藥。其味甘，性寒，歸大腸、小腸、膀胱經。冬葵子的主要成分包括蛋白質、脂肪油、花青素、多醣類、黏液質、胺基酸等。經實驗證明，從冬葵子中分離出的中性多醣MVS-Ⅰ和胜肽聚醣MVS-Ⅴ，具有顯著的降血糖活性。事實上錦葵科植物中含有十多種黏性多醣，均具有降血糖活性。不過冬葵子甘寒滑利，孕婦宜慎用。

■■■ 車前子

　　為車前或平車前的種子，屬於利水滲濕類中藥。其味甘，性寒，歸腎、肝、肺、小腸經，具有清熱利濕、利尿通淋、清肝明目、清肺化痰的功效。車前子的主要成分為車前苷、地黃苷、海藻苷、洋丁香酚苷、芹菜素、維生素B_1、多醣苷等。經實驗證明，從車前子中分離出的車前黏質A，具有明顯的降血糖活性。

■■■ 地骨皮

　　為枸杞的乾燥根皮，切段入藥，屬於清虛熱藥。其味甘，性寒，歸肝、腎、肺經，具有清泄肺熱、涼血退蒸的功效。地骨皮甘寒生津，與天花粉、生地黃、五味子等配伍用，能治療糖尿病。1次用量約6～15公克。現代醫學研究證明，地骨皮含甜菜鹼、β-穀固醇、亞麻油酸、次亞麻油酸，以及降血壓活性成分地骨皮甲素和多種酚類物質，能發揮降血糖、抗微生物、解熱、降血壓、降血脂、免疫調節等藥理作用。民間以地骨皮治療糖尿病的驗方為：地骨皮50公克（1天用量），水煎取汁500毫升，代茶頻飲。曾以此方治療第Ⅱ型糖尿病患者，1週後患者多飲、多食、疲乏等症狀獲得控制，血糖及尿糖也改善。

■■■ 葛根

　　為野葛的乾燥根，屬於辛涼解表藥。其味甘、辛，性平，歸脾、胃經，具有解肌發表、透疹、生津止渴、升陽止瀉的功效。葛根的化學成分有：葛根素、葛根素木糖苷、大豆黃酮苷、β–穀固醇、豆固醇、花生酸等。主要活性成分為葛根素，能發揮降血糖、降血壓、降膽固醇、擴張冠狀動脈、增加心臟及腦血流量、改善血液循環等作用。葛根常與地黃、天花粉、玄參、麥冬、黃芪等同用，用於治療口乾、多飲、多尿為主要臨床表現的糖尿病。

　　葛根以水煎服，每次用量3～15公克，大劑量可至30公克。另也可加米煮成粥或羹。以下提供4個糖尿病食療驗方。①葛根30公克，米60公克，共煮成粥。有清熱生津的功效，適用於治療糖尿病陰虧津傷而有心煩口渴、頭暈目赤症狀者。②取葛根30公克，白茅根30公克，水煎成湯，有清胃生津的功效，適用於治療糖尿病胃熱津傷者。③取葛根12公克，天花粉、生地黃各30公克，麥冬10公克，五味子6公克，以水煎服，具有滋陰潤肺、生津止渴的功效，適用於治療糖尿病陽津虧耗者。④取葛根粉250公克，荊芥穗50公克，淡豆豉150公克，一起煮成羹，具有清熱生津的功效，適用於治療糖尿病熱傷津虧以致煩渴多飲、多食消瘦者。

紫草

　　取自紫草和新疆紫草的乾燥根，屬於清熱涼血藥。其味甘、鹹，性寒，歸心、肝經，具有涼血透疹、解毒療瘡、活血清熱的功效。紫草主要的藥理作用為抗癌、抗生育、抑制病原微生物、抗炎、降血糖。臨床上以紫草配伍其他中藥治療急、慢性肝炎和糖尿病等。民間的糖尿病食療驗方：①取紫草3～10公克，水煎服，治糖尿病。②取紫草6公克，旱蓮草12公克，葛根18公克，麥冬16公克，生白朮、丹參、黨參各15公克，桑葚、生地黃各10公克，水煎取汁，每天1劑，連服15天，用於治療氣陰兩虛型糖尿病。

蒼朮

　　取自菊科植物茅蒼朮或北蒼朮的根莖，屬於芳香化濕類中藥。其味辛、苦，性溫，歸脾、胃經，具有燥濕健脾、祛風除濕、明目的功效，常用來治療胃下垂、糖尿病、夜盲症、佝僂病等。蒼朮主要含揮發油、蒼朮醇、蒼朮酮、維生素A樣物質、維生素B及菊醣等成分，藥理研究顯示能發揮抗潰瘍、降血糖、保肝、利尿等作用。以蒼朮治療糖尿病用法為水煎服，每次用量為5～10公克。

■■■ 知母

　　取自百合科植物知母的乾燥根莖，屬於清熱瀉火藥。其味苦、甘，性寒，歸肺、胃、腎經。知母有與石膏相似的清熱瀉火作用，不同的是知母於苦寒清熱中又有甘寒養陰之性。以清熱潤肺為特長，不僅能上清肺火、中涼胃熱、下瀉腎火，而且能滋養肺、胃、腎三臟之陰，因此具有清熱瀉火、滋陰潤燥、生津止渴、退蒸除熱的功效。

　　臨床上治療糖尿病常應用到知母，以水煎服，常用劑量為6～12公克。清熱瀉火時宜生用，滋陰降火時宜鹽水炙用。知母常配合其他中藥治療糖尿病多種症型，例如：知母配合生黃芪、山藥、天花粉等，治療氣陰兩虛型糖尿病；知母配伍生地黃、山藥等，治療腎虛下消型糖尿病；知母配伍生石膏、黃連、麥冬，治療胃熱中消型糖尿病；知母配合山藥、葛根、生黃芪、天花粉等，治療肺、胃燥熱型糖尿病。應用知母的糖尿病食療驗方：①取知母20公克，石斛10公克，生石膏100公克，米50公克煮成白虎粥，具有清熱生津的功效。②取生石膏、知母、石斛加水煎30分鐘，去渣留汁備用。將藥汁與米放入砂鍋中，加水共煮成粥。每天1劑，早晚服用。可顯著改善糖尿病患者心煩口渴、舌燥津少、消穀善飢、舌紅少苔、脈洪大等症狀，適用於治療糖尿病肺胃有熱、陰虛津傷者。

■■■ 天花粉

　　為瓜蔞的乾燥塊根，屬於清熱瀉火類中藥。其味甘、微苦、微酸，性微寒，歸肺、胃經。天花粉既能清瀉肺、胃之熱，又能生津止渴，滋養肺、胃之陰，中醫常用以與其他中藥相配伍來治療消渴症（相當於糖尿病）。例如：天花粉配伍麥冬、生地黃等，治療肺胃陰虛的消渴症；天花粉配黃連、生地黃、藕汁，瀉火養陰，治療肺胃火盛、陰虧津傷的消渴症；天花粉配伍生黃芪、葛根、知母等益氣養陰藥，治療氣陰兩虛的消渴症。天花粉經常入湯劑，一般用量為10～15公克。

　　在臨床實踐上，中醫在治療上、中、下三消消渴症的4組降血糖驗方，均重用天花粉，與其他中藥相配伍，降血糖總有效率可達92.91％。不過在應用天花粉治療糖尿病時，要注意以下3點：①天花粉性寒，凡脾胃虛寒、大便滑泄者避免服用。②在中藥組方時，不宜與烏頭（植物烏頭的塊根）配伍使用。③天花粉有抗早孕、致流產的作用，青春期少女及育齡期婦女不宜使用。其他年齡層女性糖尿病患者應在專科醫師指導下酌情選用。

黃連

　　取自黃連、三角葉黃連或雲連的乾燥根莖，屬於清熱燥濕類中藥。黃連的主要化學成分有：小檗鹼（即黃連素）、黃連鹼、甲基黃連鹼、掌葉防己鹼、非洲防己鹼、藥根鹼等生物鹼，還含有黃柏酮、黃柏內酯及多種微量元素等。主要的藥理作用為：①降血糖。②抗菌、抗病毒。黃連的抗菌譜範圍極廣，對革蘭氏陰性菌（如傷寒桿菌、大腸桿菌）和革蘭氏陽性菌（如肺炎雙球菌、金黃色葡萄球菌、溶血性鏈球菌）有較強的抑制作用。③抗炎。黃連粗提物和小檗鹼等有抗炎作用，其抗炎強度與非類固醇消炎藥Butazolidin相當。④抗癌及免疫調節。⑤降血壓。⑥健胃。⑦利膽。⑧對消化系統能抗潰瘍、抗腹瀉及抑制胃液分泌。⑨對中樞神經系統有一定的興奮作用。⑩對平滑肌有興奮和抑制作用、負性肌力作用。

　　有醫學實驗以口服黃連素治療第Ⅱ型糖尿病30例，每天3次，每次0.4公克，1～3個月為一療程。過程中發現，用藥後血糖下降時間為：1週4例，2週7例，3週14例，而且其中25例「三多一少」（多飲、多尿、多食，體重減輕）症狀消失，體力增加，有8例合併高血壓者基本恢復正常。另有研究以黃連素治療糖尿病，血糖顯著降低者達83％～90％，且無論用量大小，都不會伴有低血糖症

及胃腸不良反應，對腎臟功能也無損害，因此特別適用於中老年第 II 型糖尿病患者。還有臨床研究顯示，黃連素具有雙胍類和磺醯尿素類這兩類降血糖藥的作用特點，降血糖作用療效肯定，值得大力提倡使用。

不過要注意，由於黃連性屬大苦大寒，易傷脾、胃，所以脾胃虛寒者不宜服用；又因本品苦燥，久用易耗損津液，陰虛者宜慎用。黃連最適用於胃火亢盛以致口渴多飲、消穀善飢的患者，一般常用黃連配伍生石膏、知母、天花粉、麥冬，具有清胃瀉火、生津止渴的效果。

■■■ 黃柏

取自關黃柏、川黃柏的樹皮和根皮，屬於清熱燥濕類中藥。其味苦，性寒，歸腎、膀胱、大腸經，有清熱燥濕、瀉火解毒的功效。黃柏主要的化學成分有：小檗鹼、藥根鹼、黃柏鹼、黃柏酮、黃柏內酯、β-穀固醇、多醣等。其中小檗鹼對第 II 型糖尿病患者有明顯的降血糖效果，臨床症狀基本消失，血清胰島素也上升，有促進胰島 β 細胞修復的功能。黃柏用於治療糖尿病，一般用水煎劑，每次用量約 3～12 公克。

■■■ 鬼箭羽

　　為衛矛（植物名）具木栓質翅狀物的枝條或翅狀物。其味苦，性寒，歸肝經，具有破血、通經、止痛、殺蟲的功效。鬼箭羽製劑所含有效成分草乙酸鈉，能使胰島 α 細胞萎縮，胰島 β 細胞增生，加強胰島素的合成和分泌，加速葡萄糖利用，從而降低血糖。

■■■ 翻白草

　　又稱為千錘打、雞腳爪等。其味甘、苦，性平，可食用、藥用，生、熟食均可，無毒。民間以翻白草泡茶喝，對治療糖尿病有良效。近年來臨床觀察發現，翻白草適於治療中老年第 II 型糖尿病患者。服用方法有兩種：①取新鮮翻白草4～6棵，水煎，代茶飲用。②取曬乾的翻白草10～20公克，先涼水浸泡一夜，次日放砂鍋中煎煮2次，混合所得藥汁，分早、晚2次服用。不論採用上述哪一種方法，連服20天以上都能取得療效，長期服用可降低血糖和尿糖，口渴、尿頻等症狀也會逐漸減輕或消失。

■■■ 威靈仙

取自威靈仙或棉團鐵線蓮、東北鐵線蓮的根及根莖，屬於祛濕散寒藥。其味辛，性溫，歸肝、膀胱經。威靈仙的化學成分為白頭翁素、白頭翁內酯、固醇、醣類、皂苷、胺基酸等，其藥理作用有抗菌、降血糖、降血壓、鎮痛、抗利尿、抗瘧疾、利膽排石等。威靈仙用於治療糖尿病、高血壓，還可治療肝、膽、泌尿系統的結石，不過其性猛善走，較耗傷氣血，因此氣虛血少的患者不宜使用。

■■■ 牛蒡子

為牛蒡的成熟果實，屬於辛涼解表類中藥。其味辛、苦，性寒，歸肺、胃經，具有疏散風熱、宣肺透疹、清利咽喉、解毒消腫的功效。牛蒡子含牛蒡苷、牛蒡酚、脂肪油、維生素A樣物質、維生素B_1等主要成分，其提取物能顯著而又持久地降低血糖。

■■■ 月見草

月見草富含亞麻油酸，可提高細胞膜的流動性和啟動細胞中酶的活性，防治糖尿病和高血脂症有一定作用。

■■■ 桔梗

　　取自桔梗的根，屬於溫化寒痰藥。味苦、辛，性平，有小毒，歸肺、胃經，具有宣肺祛痰、利咽排膿的功效。桔梗含桔梗酸、桔梗皂苷、桔梗多醣、生物鹼等化學成分，能發揮降血糖、祛痰鎮咳、降血壓、抗炎、抑菌、抗消化性潰瘍、鎮靜、降血脂等多種作用。其中的桔梗皂苷屬於三萜皂苷，可能是桔梗降血糖作用的有效成分。

■■■ 昆布

　　取自海帶或昆布等的葉狀體，屬於清熱化痰藥。其味鹹，性寒，歸肝、腎、胃經。昆布含有藻膠酸、昆布素、多種胺基酸、鈣、碘、鉀、硒、錳、鉬、磷、鎂、砷及維生素B_1、B_2等成分，具有降血糖、降壓強心、降血脂、抗腫瘤、抗凝血、增強免疫力、平喘止咳等作用。

■■■ 西洋參

　　近年來研究人員發現，第 II 型糖尿病患者服用西洋參可顯著降低血糖。經由實驗研究證明，無論是在餐前或餐後服用，都可使高血糖降低約20％。

■■■ 桃膠

　　為桃樹分泌的樹脂。其味微甘、苦，性平，具有和血、利尿、止渴的功效。桃膠為多醣類物質，主要化學成分為半乳醣、鼠李醣、α-葡萄糖醛酸等。以桃膠治療糖尿病和乳糜尿，用法為每次取10～15公克水煎服飲。

■■■ 白僵蠶

　　為家蠶幼蟲在未吐絲前因感染白僵菌而發病致死的僵化蟲體，屬於平肝息風類中藥。其味鹹、辛，性微寒，歸肝、肺經，具有息風止痙、祛風止痛、解毒利咽、化痰散結的功效。白僵蠶含有蛻皮固酮、油酸、亞麻油酸、硬脂酸、蛋白酶、殼質酶、纖維蛋白溶解酶、棕櫚酸、棕櫚油酸，以及鐵、鎂、銅、鋅、錳、鉀、鈉、鈣等元素。

　　臨床觀察顯示，以白僵蠶粉治療52例非胰島素依賴型糖尿病患者，每天3次，每次5公克，飯前開水送服，兩個月為一療程，並配合飲食療法，停服其他降血糖藥，結果明顯有效21例、有效29例、無效2例，總有效率達98.1％。另有報導以白僵蠶為主配製成藥丸，治療9例第Ⅱ型糖尿病患者，每天3次，每次口服1～2丸，經2～5個月，全部病例的血糖及尿糖均降低，自覺症狀消失。

■■■ 石榴皮

　　為石榴的果皮，屬於收澀類中藥。其味酸、澀，性溫，歸胃、大腸經。由於石榴皮中含熊果酸，可能為其降血糖的有效成分。根據研究顯示，石榴皮的降血糖機制可能類似Phenformin，即提高周邊組織對葡萄糖的利用率，而不是直接改善體內胰島素的分泌功能。不過要注意的是，石榴皮含生榴皮鹼，有毒性，因此不宜大量及長期使用。

■■■ 山茱萸

　　為山茱萸的成熟果肉，屬於固精、縮尿、止帶藥。其味甘、酸，性溫，歸肝、腎經，具有收斂固澀的功效。有學者研究發現，取山茱萸30公克，五味子、烏梅、蒼朮各20公克，加水2升煎至1升，分早、中、晚3次於飯前溫服，每天1劑，以此治療糖尿病110例，結果明顯有效25例（22.6％）、有效69例（62.8％）、無效16例（14.5％），總有效率為85.4％。另有研究顯示，以山茱萸研末吞服治療糖尿病，有良好的療效。

■■■ 五倍子

為鹽膚木、青麩楊或紅麩楊等植物葉片上的蟲癭，屬於斂肺澀腸藥。其味酸、澀，性寒，歸肺、腎、大腸經，具有斂肺止汗、澀腸固精、解毒止血的功效。五倍子的化學成分主要為沒食子鞣質、沒食子酸、樹脂、脂肪、澱粉等。根據報導，取五倍子500公克，龍骨62公克，茯苓124公克，共研成細末，製成水丸或蜜丸（以蜜調和成的藥丸），治療糖尿病患者31例，每天3次，每次服3～6公克，治療3個月，有效率達87％。

■■■ 水芹

水芹具有清熱解毒、清肝利膽的功效，既有降血糖作用，又可保護胰腺。經由實驗發現，無論以水芹黃酮類物質20毫克／公斤或Alloxan 400毫克／公斤，均能使糖尿病實驗動物的血糖值明顯降低，並促進正常動物及高血糖動物胰島素分泌，還能明顯降低血清三酸甘油脂。實驗結果顯示，水芹能降血糖和降血脂，其降血糖作用可能與促進胰島 β 細胞釋放胰島素有關。

■■■ 大麥芽

為大麥的果實經發芽製成。其味甘，性微溫，歸脾、胃經，具有消食開胃、和中、回乳的功效。大麥芽含澱粉酶、轉化醣酶、脂肪、磷脂、糊精、麥芽糖、葡萄糖及維生素B_1、D、E等成分，口服大麥芽浸劑可降低血糖，用來治療糖尿病能獲得一定的效果。

■■■ 仙鶴草

為龍芽草的全草，屬於收斂止血類中藥。味苦、澀，性平，歸肺、肝、脾經。仙鶴草的化學成分包括：仙鶴草素、仙鶴草內酯、鞣質、有機酸、皂苷、固醇等，主要的藥理作用為降血糖、止血、抗炎、抗菌及抗寄生蟲等。

■■■ 仙人掌

仙人掌當作中藥材，廣泛應用於治療燒傷、腎臟病等，還能消除體內脂肪，有一定的減肥療效。墨西哥的科研人員曾將仙人掌脫水後研磨成粉，製作成麵包、餅乾、甜食等食品餡料，這類食品含有豐富的鈣、鐵和多種維生素，能有效降低血糖值，適合糖尿病患者食用。

■■■ 雞內金

　　為雞肫（砂囊）的內壁，屬於消食類中藥。其味甘，性平，歸脾、胃、小腸及膀胱經，具有健脾消食、澀精止遺、通淋化石的功效。雞內金含有胃激素、胃蛋白酶、澱粉酶、角蛋白、胺基酸、菸鹼酸及維生素C、B_1、B_2等成分，能增加胃液分泌量，以提高消化能力，加快胃排空速率。根據研究發現，雞內金降低血糖的機制可能是促進胰腺分泌胰島素，或是增強肌肉的糖酵解作用，不過這尚待進一步確定。

■■■ 長春花

　　取自長春花的全草，屬於抗腫瘤類中藥。其味苦，性涼，有毒，具有清熱解毒、平肝潛陽、清心安神、抗癌的功效。目前從長春花中已分離出70多種生物鹼，主要是長春鹼、長春新鹼等成分。其藥理作用主要有：降血糖、抗腫瘤、降血壓、利尿、抗菌、抗病毒等。

5分鐘
保健娛樂降血糖法

你可知道，生活中哪些司空見慣的事，

也可以達到調節血糖的神奇效果呢？

梳頭、足浴、按摩、聽音樂等，

患者自己就能輕鬆進行，只需5分鐘……

■■■ 梳頭

　　梳頭這種日常舉動，不僅可以烏髮、健髮，而且能治療疾病，強身健體。梳頭療法是以人體經絡全息學說和大腦功能定位學說為理論依據，只要每天抽出5分鐘左右的時間，使用梳具刺激頭部穴位和臟腑相對應於頭部體表的全息區，將所產生的生物資訊，通過經絡和全息的傳感關係，使頭部的毛孔開放，邪氣外泄，同時疏通經絡、宣通氣血、提升陽氣、袪瘀生新、調理臟腑，提高人體抗病能力，得以防病治病、健身美容，所以是一種簡單易行、效果顯而易見的中醫傳統保健療法。

　　以梳頭作為降血糖的療法，主要在以下部位進行：一是常用的內分泌、胰膽、三焦、皮質下等穴位。二是本神1區（雙側）與囟會2區等頭部治療區。三是額旁3帶（雙側）與額頂帶前三分之一、後三分之一等頭部全息穴區帶。就取穴來說，位於頭面部頦唇溝正中凹陷處的承漿穴，主治消渴、流涎不止、口角喎斜等症；位於耳甲腔底部屏間切跡內的內分泌穴，主治糖尿病、乳腺小葉增生、痛經、月經不調等症；位於耳甲艇的後下部與耳輪上下腳分叉處下方之間的胰膽穴，主治糖尿病、胰腺炎、膽道疾病等。

　　至於梳頭的方法有以下3種：①手持梳子成90度角，

梳齒深觸本神1區（雙側）、囟會2區，用平梳法上下梳刮，每區梳3分鐘，每分鐘約梳80次。②以手指捏揉皮質下穴、內分泌穴各2分鐘，每分鐘約60次。③以梳棒按壓胰膽穴、三焦穴，用揉法按摩每穴2分鐘，每分鐘約按摩60次。

■■■ 足浴

這是指每晚臨睡前以溫熱水泡腳，是一種簡便易行的健身方法。足浴對防治糖尿病足有非常重要的意義。所謂糖尿病足，就是中、晚期糖尿病患者因末梢神經病變、下肢動脈供血不足及細菌感染等多種因素，引起足部疼痛、皮膚潰瘍甚至肢端壞疽等病變，一旦併發非常痛苦，也難以治療。藉由足浴能使足部溫度升高，促進局部微血管擴張，減少酸性代謝產物積累在足部，加速血液循環，可預防和消除足部酸痛與腫脹，消除疲勞，同時對四肢末梢神經系統產生良性溫和的刺激，有利於防治肢端末梢神經病變。此外，在足底部有湧泉穴，在足內側、內踝後方有太谿穴，在足內側緣、足舟骨粗隆下方赤白肉交界處有然谷穴，在進行足浴過程中同時注意按摩這三個穴位，對於強壯身體、降低血糖能發揮重要的作用。

■■■ 手療

　　俗話說「十指連心」，這說明手與內臟器官存在著實質性聯繫。人體內臟與皮膚的溝通依靠經絡，中醫理論解釋經絡是人體氣血運行的通道。人體經絡系統以十二經脈為主體，聯絡全身上下內外，通行氣血，濡養臟腑，抗禦病邪，維持人體健康，確保人體各項生理功能正常發揮。

　　人體十二條經脈在手指甲旁有10個穴位，加上中指末節尖端中央的中衝（雙）穴，合稱十二井穴，能反映出各經脈的氣血及其相關臟腑的病變。十二經脈又分為手三陰經、手三陽經、足三陰經、足三陽經，對稱地分布於身體左右兩側，各有其獨立的循行路線，但彼此又互相聯繫，共同維持人體的平衡並協調一致。十二經脈中有六條經脈直接經過手部，即手三陰經、手三陽經，具體而言是手太陰肺經、手陽明大腸經、手厥陰心包經、手少陽三焦經、手少陰心經、手太陽小腸經，這6條經脈都源於手掌上，並且通過手指尖。

　　十二經脈既將內臟與體表予以聯繫，又是傳輸資訊的通路。人體內臟有疾病時，藉由經絡將訊息輸送到手掌；相對來說，若準確地、不斷地對手部穴位進行適當的刺激，也可以藉由經絡，逐漸改善和強化內臟的功能，治療相關組織器官及臟腑的疾病。

以手療治療糖尿病，要先認識常用的穴位。一是位於無名指末節尺側、距指甲角0.1寸（指寸）的關衝穴（三焦經井穴），它有疏經通絡、醒神開竅、回陽救逆的功效。二是位於腕背指伸肌腱與小指伸肌腱之間凹陷處的陽池穴（三焦經原穴），它有舒筋通絡、瀉熱聰耳的功效。

糖尿病的常用手療方法有以下數種：

①**手部按摩療法**→在少商、少府、魚際、太淵等手部經穴各按壓1分鐘。在中指背側的手部奇穴中魁穴按壓2分鐘。在手掌糖尿病區、胃腸、腎上腺、肺、三焦等全息穴位各按揉2分鐘。

②**手部貼敷療法**→取適量的柳葉、瓜蔞葉，搗爛後包敷在外關、合谷、陽池等穴及潰破處。

③**手部薰洗療法**→取石菖蒲、芝麻葉、野胡椒各50公克，切碎，加適量水煎煮，取藥汁，擦洗和浸泡雙手，每天2～3次，每次5～10分鐘。

④**手部針灸療法**→在手小指頭尖的手部奇穴，以毫針直刺0.3寸，留針5分鐘。在少府、太淵、神門、陽池等手部經穴，用補法，以毫針直刺0.5寸，留針30分鐘。在胃穴、肝穴等第二掌骨側穴區，以毫針直刺0.5寸，留針30分鐘。

■■■ 刮痧

刮痧療法的療效明顯，操作簡便安全。它可以疏通人體經絡氣血，使體內邪氣通過經絡排出體外，達到通暢氣血、降低血糖、平衡陰陽、治療疾病的目的。

刮痧的必備工具有二：一是刮痧板，以天然水牛角為製材，水牛角具有清熱解毒、發散行氣、活血化瘀的藥理作用，而且質地堅韌、光滑耐用，對人體肌膚不造成毒性刺激或化學不良反應。二是稱為刮痧疏經活血劑的潤滑劑，採用天然植物油加十多種天然中草藥，經科學提煉加工製成，具有活血化瘀、疏通經絡、清熱解毒、排毒祛邪、消炎止痛、保護肌膚、預防感染等藥物治療作用，在刮痧時塗抹皮膚或單獨保健使用。至於刮痧治療糖尿病常用的穴位包括：中脘、氣海、脾俞、三焦俞、腎俞、曲池、合谷、足三里、三陰交、水分、關元、陽池等穴。

刮痧的基本手法有兩種：一是補法，這是刮痧治療糖尿病的基本手法，特點是刮拭時按壓力度小、速度慢，能激發人體正氣，並使人體低落的功能恢復旺盛，適用於治療體質稍差的第 II 型糖尿病患者。二是平補平瀉法（平刮法），依刮拭手法又分為3種：按壓力度大、速度慢；按壓力度小、速度快；按壓力度中等、速度適中，常用於正常人保健或體質較好的第 II 型糖尿病患者。

糖尿病的刮痧療法具體刮拭方式包括下列5種：

①刮拭上肢→以平補平瀉法緩慢刮拭上肢曲池、合谷、陽池3穴，並以刮板稜角點按刮拭曲池、合谷兩穴，至酸、脹、紅、熱，並輕微出痧。

②刮拭下肢→以補法刮拭下肢小腿前方足三里穴、內側三陰交穴，刮拭至脹、熱和微微出痧為度。

③刮拭上腹→以平補平瀉法緩慢刮拭上腹部中脘和水分兩穴，要拉長刮拭，至酸、脹、熱並輕微出痧為宜。

④刮拭下腹→以補法刮拭下腹部氣海和關元兩穴，先輕緩刮拭，再稍用力刮拭，至酸、脹、熱並輕微出痧。

⑤刮拭背部→先以補法刮拭背部大椎穴及兩側膀胱經上的肺俞、肝俞、脾俞、腎俞、三焦俞和命門等穴，再稍用力刮拭這些穴位，至紅、熱並出痧為度。

進行刮痧療法要注意下列事項：①刮痧療法治療第 II 型糖尿病患者有較好的療效，配合運動療法和飲食療法效果更好。②進行刮痧療法時，要注意改善生活環境，穩定自身情緒，保持心境平靜。最好能持續每天晚上臨睡前以溫水洗足，並用刮痧板從前往後刮拭雙足底中心部位3～5分鐘，能獲得良效。③每隔5～7日刮拭一次背部，取用第八、九胸椎旁的胰俞奇穴，以及心俞、腎俞等穴為重點刮拭穴位。持續進行數月甚至數年，對防治第 II 型糖尿病患者的心、腦、腎併發症大有益處。

■■■ 按摩

　　按摩療法是中國傳統醫學的重要組成部分，它是根據中醫學「辨證論治」理論和經絡學說，藉由按摩手法循經取穴，在患者體表特定部位和穴位上施加刺激，通過經絡傳導，調節經絡和臟腑的功能，達到治療疾病的目的。

　　按摩的主要作用是行氣活血、疏通經絡。還可引起人體血液成分改變和代謝功能變化，改善人體的功能，不僅能治療功能性疾病，對如糖尿病、高血壓、膽囊炎、偏癱等器質性疾病也有一定的治療作用。經絡是客觀存在的，它遍布於人體全身，內屬於臟腑，外絡於肢節，溝通和連結人體所有的臟腑和器官，通過氣血在經絡中運行而使人體成為一個有機整體，使人體各種功能完善和健全，並得到正常發揮。按摩手法作用於體表局部，在局部通經絡、行氣血、濡筋骨，且由於氣血循著人體經絡流注於全身各處，故能擴及影響到內臟及全身其他部位。

　　經由醫療實踐證明，中醫按摩對第 II 型糖尿病有一定的治療作用。治療糖尿病的按摩療法常用穴位包括：脾俞、胃俞、腎俞，腹、手、足、胰腺代表區，肝俞、膽俞、膈等。

■■■ 拔罐

　　拔罐療法又稱為負壓療法，這是利用罐當作工具，以燃燒抽氣或蒸氣等辦法，借助熱力造成罐內負壓，使罐能吸附於皮膚（相關穴位），產生溫熱刺激，以達到疏通經絡、宣通氣血、協調臟腑功能等作用，促進人體的功能恢復，使疾病逐漸痊癒。

　　拔罐療法所使用的罐具主要有兩種：一是抽氣罐，不用火力排氣，不會燙傷皮膚，使用安全，易學易操作，最適合於家庭使用。使用時可根據穴位和病情輕重，控制吸拔力度和時間，以穴位皮膚溫熱略紅為度。二是玻璃罐，其形如球狀，口小肚大，下端開口。由於質地透明，使用時可觀察到施罐穴位的皮膚充血程度，得以靈活掌握刺激強度和留罐時間，一般進行時以皮膚溫熱、潮紅或出現痧點為度。

　　採用拔罐法治療糖尿病，通常取用的穴位是背部的三焦俞穴、腎俞穴，以及小腿部的三陰交穴、下腹部的石門穴。基本操作方法是在上述穴位施行拔罐後，各留罐5～10分鐘即可。

■■■ 音樂

　　音樂與人的身心健康密切相關，對身心疾病有一定的治療作用。音樂藉由調節人的情緒、穩定人的心境，幫助患者形成積極向上、樂觀自信的人生態度。這種健康的心態能對神經系統和內分泌系統產生良好的調節作用，從而達到治療疾病的目的。

　　所謂音樂降血糖法，是指應用音樂藝術以調節糖尿病患者的情緒，達到身心康復的一種療法。隨著音樂節奏與旋律變化，通過心神而影響與之相應的臟腑，患者會出現情緒波動。節奏鮮明的音樂能振奮精神，節奏舒緩的音樂則有輕快放鬆的效果，可緩和緊張與疲勞，達到養神的目的。現代醫學研究認為，心理和社會因素是誘發和加重糖尿病的重要因素之一，而且糖尿病患者大多存在著各種情緒異常，如緊張、憂鬱、煩躁等不良情緒，音樂療法能運用音樂的藝術魅力引起人的身心變化，充分發揮其怡神養性、以情制情的作用，從而改善糖尿病患者的情緒障礙，祛除誘因，就能達到降低血糖的目的。

　　不同類型的糖尿病患者，應該聽不同類型的音樂，其具體建議如下：

（1）糖尿病合併冠心病患者

　　這類患者應常聽平穩、抒情、優美的音樂，藉以消除

患者的精神緊張，達到身心放鬆、鎮靜、催眠的作用，並消除煩躁不安感，調節人體的呼吸和心律，對心血管系統有良好的調整效果，使血管舒張、血壓降低，改善心腦血管的血液供應，發揮治療冠心病的作用。

適合曲目：中國民樂《春江花月夜》、《關山月》、《二泉映月》；西洋古典音樂《搖籃曲》（舒伯特）。

（2）糖尿病合併高血壓患者

這類患者應每天聽一聽平靜舒緩、樸實自然的樂曲，這樣能減輕精神上的緊張，有助於穩定情緒，從而促使血壓下降。患者可以每天一邊聽音樂，一邊散步半小時，效果更好。

適合曲目：中國民樂《漁舟唱晚》、《平湖秋月》、《銀河會》、《牧歌》，中國民歌《南泥灣》、《茉莉花》，西洋古典音樂《春之歌》（孟德爾松）等。

（3）糖尿病合併身心疲勞患者

這類患者應常聽節奏鮮明、激情奔放的樂曲，可振奮精神，消除疲勞。如中國古箏樂曲《錦上花》。

（4）糖尿病合併厭食者

這類患者在用餐時，避免聽傷感頹廢的音樂，應盡量收聽簡潔明快的樂曲，可增加食欲，促進消化液分泌，有利於食物消化吸收。如中國民樂《花好月圓》，西洋古典音樂《即興曲》（舒伯特）。

（5）糖尿病伴有憂鬱、悲觀患者

這類患者平時不妨多聽速度較快、富有生機的音樂，或節奏明快、旋律優美的樂曲，使自己精神愉快、心境開朗，逐漸脫離憂傷和悲觀的情緒。

適合曲目：中國民樂《喜洋洋》、《江南好》，西洋古典音樂《詼諧曲》（蕭邦）、《圓舞曲》（小約翰　史特勞斯）、《小夜曲》（舒伯特）、《夢幻曲》（舒曼）等。

5分鐘
心理降血糖法

糖尿病患者難免抱怨或悲觀，
但憂心忡忡既於事無補又加重病情，
寧靜穩定的心態才是治病的靈丹妙藥，
要如何從運用心理療法降低血糖？
只要5分鐘，本章將告訴您……

■■■ 克服不良情緒

　　糖尿病知識缺乏或治療不當，常常會引起糖尿病患者憤怒、灰心和孤獨。尿糖檢測及偶爾的血糖檢測都不能為治療糖尿病提供足夠的資訊，藉由自我血糖監測的手段，就能在醫生指導下更有效控制糖尿病。事實上，糖尿病患者經過一段時間的摸索後，自己也能掌握許多防治糖尿病病情發展的方法，在極大程度上消除了患者初期曾感受到的憤懣和挫折，這種改變也能使糖尿病患者在治病過程中能夠與醫生更加密切配合。

　　為了吸收更多糖尿病知識，並打消因罹患糖尿病而產生的孤獨感，最好的方法就是與其他的糖尿病患者多多互動。現在社會上已有多個糖尿病病友團體，在這些團體組織中，患者會遇到很多同樣也在學習患病後如何調理生活的病友，大家聚集在一起互相學習，比較各人的自我康復紀錄，彼此交流成功和失敗的經驗，以及更新、更有益於健康的生活方式，會覺得既容易又有趣。這樣改變生活和學習方式，對任何患者來說都十分有益。

　　另一種方法是多閱讀為糖尿病患者出版的書籍、手冊和雜誌。患者閱讀相關書籍越多，交談的對象越多，對於藉由自我血糖監測而控制血糖這一行為也了解得越多，就會更有信心應對面臨的問題。尤其在與其他糖尿病患者交

談時，每位患者都應該將自己已有成效的康復經驗介紹給其他患者，如此一來自己將會發現，不僅對糖尿病的憤怒和沮喪情緒消失了，還會為自我康復的出色效果而自豪。此外，糖尿病患者因為吸收了關於食物營養、身體代謝以及體育訓練和應激反應等方面的大量知識，還可將這些知識告訴其他非糖尿病患者朋友，患者一旦認識到這一點，並運用自己已掌握的經驗和知識，那就不僅對自我的糖尿病治療感到滿意，更會為生活本身更充實而滿意。

■■■ 靜心安神

糖尿病患者不僅在臨床上有「三多一少」症狀，同時還常有情緒焦慮、躁動不安等表現，這情形單用藥物治療效果並不佳，但配合靜心安神的心理療法，也就是靜養與服藥雙管齊下，可收到較好的療效。

所謂靜心安神的具體作法，元代《壽親養老新書》中曾有精闢的論述。書中指出：「善養生調治者，一者少言語養內氣，二者戒色欲養精氣，三者薄滋味養血氣，四者咽津液養臟氣，五者莫嗔怒養肝氣，六者美飲食養胃氣，七者少思慮養心氣。人由氣生，氣由神往，養氣全神，可得真道。」

■■■ 避免應激反應

糖尿病患者康復過程中最困難的問題之一，就是面臨應激時，身體會以所謂「戰鬥」或「逃跑」的方式做出反應，此時身體會分泌出腎上腺素等物質，以使軀體有足夠的能量對應激做出反應；同時，腎上腺還會分泌出較多的皮質醇等激素，由此抑制胰島素作用而引起血糖升高。根據研究發現，遭受應激反應的人易罹患第 II 型糖尿病（非胰島素依賴型糖尿病），並且一旦得病，治療也較困難。有些人表現為應激引起的糖尿病（應激性血糖升高），當應激消除後，這種情況也就消失。

一般人要了解如何處理應激反應，這點對糖尿病患者更形重要。如果你監測自己的血糖，就能發現哪一種情緒高峰（對應激的反應）會影響你，從而可預先以適量的胰島素來糾正升高的血糖。

雖然有些應激反應不能避免，但卻能找到幫助自己處理應激反應的方法。一種方法是運用自己的「精神保健術」，亦即將煩惱置之度外，以幫助自己消除日常壓力；另外一種應對方法是投身體育活動，如今以運動作為減輕應激狀態的例子日益增多。運動是對人的精神和肉體的挑戰，並有助於糖尿病患者降低血糖。

■■■ 平衡心態

「生老病死」是大自然萬事萬物的發展規律，人類亦如此。中醫認為「邪之所湊，其氣必虛」。尤其老年人的身體功能衰退，更易罹患各種疾病，但患病後每個人的心態卻大不相同，究竟罹病後應如何看待這種疾病呢？

①**面對現實泰然處之**→既然已確診為糖尿病，就應對它有全面、正確的認識。有人認為，得糖尿病就如同感冒發燒一樣，經過一段時間的治療就會痊癒，因而抱持過分樂觀的態度；有的人恰恰相反，過於悲觀消沉，認為反正糖尿病無法根治，於是自暴自棄，因而產生憂鬱、緊張、煩躁等情緒。其實這兩種認識都是錯誤的。糖尿病由多種因素所誘發，是以醣類、蛋白質、脂肪代謝紊亂為特徵的全身性代謝性疾病，需要定期監測，終身治療，非正規、間斷性的治療無益病情，不積極治療更是有害。其實只要嚴格按照醫囑接受正規治療，病情完全可得到良好控制，糖尿病患者也可和正常人一樣生活並長壽。

②**豁達開朗積極治療**→自行增減降血糖藥物，或是長年維持一樣的藥量不變，想要一勞永逸式的治療思想，都不正確。糖尿病需要定期監測病情，若病情有變化，則需要分析其產生的原因，及時從心理、飲食、

運動、藥物等方面加以調整，以達最佳療效。有些患者覺得定期監測太過麻煩，自以為沒有什麼特別不適，就不再去醫院複查，其實這是因小失大。因為有些併發症患者並不知道它的存在，只有藉由全面系統的檢查才能發現，所以經常定期檢測相關指標，才能防微杜漸，防止或延緩併發症的發生及發展。

總之，對待糖尿病要抱持科學的態度，既要瞭解它的危害性而加以重視，又要懂得治療糖尿病的必要性、可行性，保持樂觀向上的生活態度，從各個方面配合治療。

國家圖書館出版品預行編目資料

5分鐘降血糖 / 李良石著 -- 初版. -- 臺北縣
　新店市 : 世茂，2008.03
　　面；公分. -- (生活保健室 ; C61)

　ISBN 978-957-776-906-0(平裝)

　1. 食療　2.糖尿病

411.37　　　　　　　97002780

本書中所提供之資訊與方法並非要取代正統的醫療程序，因
個人體質、年齡、性別、特殊病史等各異，若您有任何身體
上不適，我們建議您應優先請教專業的醫護人員。

生活保健室 C61

5分鐘降血糖

作　　者／李良石
總 編 輯／申文淑
責任編輯／傅小芸
封面設計／高鶴倫
出 版 者／世茂出版有限公司
發 行 人／簡玉芬
登 記 證／局版臺省業字第564號
地　　址／(231)台北縣新店市民生路19號5樓
電　　話／(02)2218-3277
傳　　真／(02)2218-3239　(訂書專線)
　　　　　(02)2218-7539
劃撥帳號／19911841
戶　　名／世茂出版有限公司
　　　　　單次郵購總金額未滿500元（含），請加50元掛號費
酷 書 網／www.coolbooks.com.tw
排　　版／江依玶
製　　版／辰皓國際出版製作有限公司
印　　刷／長紅彩色印刷公司
初版一刷／2008年3月

定　　價／220元
Ｉ Ｓ Ｂ Ｎ／978-957-776-906-0

本書原出版者為河北科學技術出版社，經授權由世茂出版有限公司出版發行
合法授權•翻印必究
本書如有破損、缺頁、裝訂錯誤，請寄回更換
Printed in Taiwan